Ausgeglichen leben für Dummies – Schummelseite

Zentrale Fragen für ein Leben in Ausgeglichenheit

Was lässt meine Augen leuchten?

9. Das Geschaffte feiern!

1. Sich selbst kennen-lernen

Wie bin ich, wenn ich mein bestes Selbst bin?

2. Sich auf Änderungen vorbereiten

Was will sich in meinem Leben ändern?

Was hat gut funktioniert? Was kann ver-bessert werden?

8. Ergebnisse beobachten

3. Überzeugungen hinterfragen

Wie kann ich am besten meine Überzeugungen formen, damit sie mich stärken?

Wie sieht mein Plan aus und wie kann ich mich für mein Handeln begeistern?

7. Zum Handeln übergehen

4. Werte überprüfen

Was ist mir am wichtigsten?

6. Die Möglich-keiten erforschen

5. Heraus-finden, was funktioniert

Wie viele Handlungs-möglichkeiten kann ich entwickeln?

Worauf kann ich bauen?

W0041564

Ziele erreichbar machen

Klären Sie Ihre Zielvorstellung, um das beste Ergebnis zu erlangen. Gestalten Sie Ihre Ziele

- ✔ gezielt und konkret
- ✔ messbar und umfassend
- ✔ erreichbar und ansprechend
- ✔ realistisch
- ✔ zeitlich passend und mit Meilensteinen
- ✔ begeisternd und positiv
- ✔ passend zu Ihren Neigungen
- ✔ verständlich für Sie selbst und andere
- ✔ angemessen für den bevorstehenden Weg

Eine Bestandsaufnahme Ihres jetzigen und Ihres idealen Lebens machen

Momentaufnahme: Welches Bild habe ich von meinem eigenen Erfolg: Was werde ich tun, was werde ich haben, wer werde ich sein?

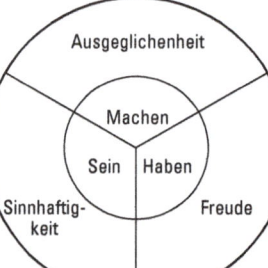

Momentaufnahme: Wie ausgeglichen ist mein Leben? Wie sehr genieße ich mein Leben? Wie sinnvoll kann ich mein Leben gestalten?

Jeni Mumford

Ausgeglichen leben für Dummies

Das Pocketbuch

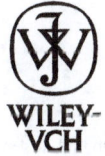

WILEY-VCH Verlag GmbH & Co. KGaA

Bibliografische Information der Deutschen Nationalbibliothek
Die Deutsche Nationalbibliothek verzeichnet diese Publikation in der
Deutschen Nationalbibliografie; detaillierte bibliografische Daten sind im
Internet über http://dnb.d-nb.de abrufbar.

1. Auflage 2009
1. Nachdruck 2015

© 2009 WILEY-VCH Verlag GmbH & Co. KGaA, Weinheim

Das vorliegende Werk wurde sorgfältig erarbeitet. Dennoch übernehmen Autoren und
Verlag für die Richtigkeit von Angaben, Hinweisen und Ratschlägen sowie eventuelle
Druckfehler keine Haftung.

Mehr über Ausgeglichenheit erfahren Sie in »Erfolgreiches Life Coaching für Dummies«.

Printed in Germany
Gedruckt auf säurefreiem Papier

Korrektur   Petra Heubach-Erdmann und Jürgen Erdmann, Düsseldorf
Satz   Lieselotte und Conrad Neumann, München
Druck und Bindung   CPI – Ebner & Spiegel, Ulm

ISBN 978-3-527-70559-7

Inhaltsverzeichnis

Einführung

Wer wünscht sich nicht, ausgeglichen zu sein, die richtige Balance zu finden zwischen Anspannung und Entspannung, Aufregung und Ruhe? Auch Sie möchten doch in sich ruhen und Arbeit und Privatleben, Familie, Job und Hobbys unter einen Hut bringen. Also das erreichen, was man neudeutsch so schön »Work-Life-Balance« nennt?

Wenn man sich Zeit nimmt, die eigenen Annahmen zu hinterfragen und auf den Prüfstand zu legen, und sich darauf konzentriert herauszufinden, worum es im eigenen Leben gehen soll, anstatt die Meinungen anderer zu übernehmen, dann ist der erste große Schritt auf dem Weg zu wahrer Ausgeglichenheit getan. Man kann so lernen, seine Zeit mehr zu genießen und sich selbst den Sinn des Lebens zu erarbeiten.

Über dieses Buch

In diesem Buch geht es darum, Ihnen bei der Suche nach größerer Ausgeglichenheit, Freude und Sinnhaftigkeit unterstützend zur Seite zu stehen. Ich werde Ihnen einige Übungen und Hinterfragungstechniken zeigen, mit deren Hilfe Sie herausfinden können, was Sie wirklich wollen. Durch die Arbeit mit diesem Buch finden Sie die Schlüsselwörter, die Ihnen helfen, in Ihrem Leben Sinn zu finden.

 Dieses Buch ist für alle, die ihr Leben *führen* und dieses Leben wirklich *ausfüllen* wollen.

Konventionen in diesem Buch

Sie können tief durchatmen – dieses Buch ist frei von jeglichem Fachchinesisch. Bei manchen Büchern über Ausgeglichenheit wird einem richtig schwindelig, doch dieses Buch stellt die

Informationen so dar, dass Sie schnell und einfach anfangen können, Ihr Leben zu verändern.

Wie dieses Buch aufgebaut ist

Dieses Buch ist in vier Teile gegliedert. Hier eine kurze Übersicht über das, was Sie finden werden.

Teil I: Ausgeglichenheit finden

In diesem ersten Teil beschreibe ich, was Ausgeglichenheit eigentlich ist, und stelle Ihnen eine praktische Übung vor, mit der Sie überprüfen können, wie ausgeglichen Sie sind. Außerdem erfahren Sie, was Sie Grundlegendes tun können, wenn Ihre Balance aus dem Lot geraten ist.

Teil II: Die Bereiche Ihres Lebens erforschen

In Teil II beschäftigen Sie sich mit verschiedenen Bereichen Ihres Lebens, die zentrale Bedeutung haben:

✔ Karriere und Beruf

✔ Menschen und Beziehungen

✔ Gesundheit und Wohlbefinden

In den Kapiteln dieses Teils erforschen Sie Ihre Möglichkeiten bei den Herausforderungen, denen Sie sich in diesen Bereichen tagtäglich stellen.

Teil III: Ihr Leben überprüfen und ändern

Manchmal wird unser Leben durch radikale Umbrüche erschüttert. Und manchmal ist unser Leben so aus dem Gleichgewicht, dass es nach radikalen Veränderungen verlangt. Hier finden Sie heraus, wann und wie Sie durch radikale Umbrüche wieder Erfüllung und Zufriedenheit in Ihrem Leben finden.

Teil IV: Der Top-Ten-Teil

Hier finden Sie in aller Kürze zehn Dinge, die Ihre Ausgeglichenheit im Alltag stärken können, sowie fast zehn Überzeugungen für Ihr Leben in Ausgeglichenheit.

Symbole, die in diesem Buch verwendet werden

Alle … *für Dummies*-Bücher enthalten Symbole, um Ihre Aufmerksamkeit auf besondere Abschnitte zu ziehen. In diesem Buch werden Sie folgende Symbole finden:

Dieses Symbol verweist auf Aktivitäten beziehungsweise Übungen – manche machen einfach Spaß, manche sind eher ernsthaft –, die Ihnen auf Ihrem Weg zur Ausgeglichenheit helfen. Schauen Sie sich den Text zu diesem Symbol an, wenn Sie gerne in Zeitschriften Persönlichkeitsfragebogen ausfüllen.

Dieses Symbol zieht Ihre Aufmerksamkeit auf einen wichtigen Punkt, der oft auch schon in einem anderen Kapitel erwähnt wurde und bei dem ich sicher sein will, dass Sie den Zusammenhang erkennen, falls Sie das Buch durchstöbern und nicht von vorn bis hinten durchlesen.

Dieses Symbol liefert Ihnen nützliche Tipps und Tricks, die Ihnen auf dem Weg zu einem ausgeglichenen Leben helfen sollen.

Wenn Sie besonders gut aufpassen müssen, finden Sie dieses Symbol als Warnung.

Wie es weitergeht

»Wir sind alle Individuen«, ruft die Menge einstimmig im Film *Das Leben des Brian* von Monty Python. Und wie im Leben können Sie beim Lesen dieses Buches Umwege machen. Sie können mit Kapitel 1 anfangen und alles der Reihe nach lesen oder Sie springen nach Belieben von Kapitel zu Kpitel.

Vielleicht schlagen Sie mal im Top-Ten-Teil nach, um sofort ein paar schnelle Tipps für ein Leben in Ausgeglichenheit zu bekommen. Sie haben die Wahl!

Teil I

Ausgeglichenheit finden

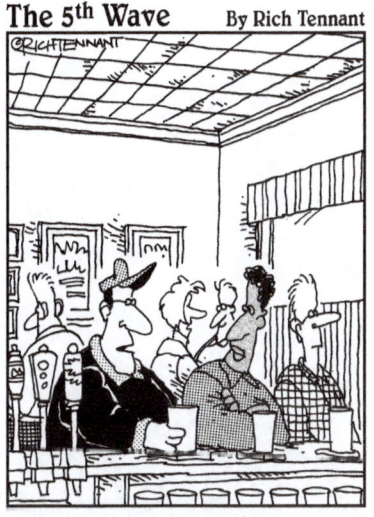

The 5th Wave   By Rich Tennant

»Als meine Frau und ich gemerkt haben, dass wir uns
auseinandergelebt hatten, beschlossen wir, es wieder
wie in den Flitterwochen zu machen: Wir haben ihre
Eltern angerufen und sie um Geld gebeten.«

In diesem Teil ...

Auf den folgenden Seiten sollen Sie zunächst einmal herausfinden, wie ausgeglichen oder unausgeglichen Sie eigentlich sind. Stress und Zeitdruck sind die natürlichen Feinde der Ausgeglichenheit. Um denen zu begegnen, lernen Sie, wie Sie mit Stressauslösern umgehen und sich durch Zeitmanagement und Delegieren Freiraum für sich selbst schaffen.

Wie ausgeglichen oder unausgeglichen sind Sie?

Balance oder *Ausgeglichenheit* bedeutet, dass Sie spüren, wie alle Teile Ihres Lebens ein harmonisches, ausgeglichenes Ganzes bilden. Balance ist für jeden anders und in den verschiedenen Phasen Ihres Lebens auch für Sie jeweils unterschiedlich.

Vielleicht machen Sie viele Überstunden, doch wenn diese zu den von Ihnen gewünschten Ergebnissen führen und Ihnen genug Zeit lassen, Ihren Freizeitbeschäftigungen nachzugehen, dann fühlen Sie sich wahrscheinlich ausgeglichen und stabil.

 Wenn Sie andererseits unausgeglichen sind, kann eine Kleinigkeit wie ein unerwarteter Abgabetermin alles aus dem Lot bringen – dann schlägt alles über Ihnen zusammen und Sie verlieren Ihre innere Ausgeglichenheit.

Es kann sehr schwierig sein, Ausgeglichenheit zu finden und zu bewahren. Einfach tapfer weiterzumachen und zu hoffen, dass Sie all die Teller weiter am Drehen halten können, wird nicht wirklich lange funktionieren, denn möglicherweise kommt noch etwas Unerwartetes hinzu, und das bringt Sie dann so aus dem Gleichgewicht, dass die Teller zu Boden gehen.

Der Schlüssel zur Ausgeglichenheit liegt darin, sich selbst und die eigenen Ziele steuern zu können, sich vorwärtszubewegen und doch zu akzeptieren, dass man manchmal Schritte zurück oder zur Seite machen muss, um den eigenen Schwung zu bewahren.

Dieses Kapitel hilft Ihnen, sich darüber klar zu werden, was Ausgeglichenheit für Sie wirklich bedeutet, wo Ihr kritischer Punkt liegt, was Ihre Auslöser für Stress sind und welche praktischen Schritte Sie am besten unternehmen, um wieder ins Gleichgewicht zu kommen.

Ausgeglichenheit finden

Ihre Ausgeglichenheit verändert sich mit den Prioritäten Ihres Lebens, wenn die neuen Rollen nicht mehr so spannend sind und Sie mit sich selbst mehr in Einklang sind. Wahrscheinlich stecken Sie als junger Erwachsener viel Energie in die Arbeit und Ihr Privatleben, weil es für Sie sehr wichtig ist, sich selbst zu beweisen, gutes Geld zu verdienen und Spaß zu haben.

Wenn Sie in den Vierzigern und älter sind, haben Sie möglicherweise von Ihren materiellen Zielen schon vieles erreicht und merken, dass Sie mehr Zeit damit verbringen wollen, sich selbst neu zu entdecken und Neues auszuprobieren. Sie betrachten Geld mit anderen Augen und haben womöglich auch andere Vorstellungen darüber, was Ihnen Spaß macht.

Sie haben in diesem Stadium Ihres Lebens womöglich eine Familie aufgebaut. Ihre Ziele und Werte sind vielleicht vollkommen andere als noch vor zehn, 15 oder 20 Jahren. Die finanzielle Sicherheit und das Wohlergehen Ihrer Familie spielt für Sie wahrscheinlich eine tragende Rolle.

Sie können die Balance finden

Wenn Sie sich selbst regelmäßig darauf überprüfen, welche Auswirkungen alltägliche Entscheidungen insgesamt auf Ihr ganzes Leben haben, können Sie jederzeit Ihre eigene Ausgeglichenheit finden.

Goldlöckchens Theorie der Ausgeglichenheit

Goldlöckchen, die Heldin des Märchens *Goldlöckchen und die drei Bären*, schafft es ausgezeichnet, ihre innere Ausgeglichenheit zu überprüfen. Sie schaut sich die drei Schalen der Bären mit Brei auf dem Tisch sehr genau an und probiert erst einmal alle drei, bevor sie sich für die Schale entscheidet, die »genau richtig« ist. Sie weiß instinktiv, dass Versuch und Irrtum die beste Vorgehensweise ist, um für sich ganz bestimmt die genau richtige Qualität und Menge Brei zu finden, und einfach zu raten, kommt für sie nicht in Frage.

Merken Sie, dass Sie Vermutungen über die Ausgeglichenheit Ihres Lebens anstellen? Hier ein paar Gedanken, die Ihnen eventuell durch den Kopf gehen:

✔ Nicht genug Geld

✔ Zu viel Stress

✔ Nicht genug Zeit

✔ Zu viele Anforderungen

✔ Nicht genug Freude

Viele dieser Annahmen können zu bestimmten Zeiten Ihres Lebens zutreffen, und oft wissen Sie instinktiv, was verändert werden muss, damit Ihre Ausgeglichenheit wieder besser wird. Doch vielleicht merken Sie, dass die Dinge sich nicht verbessern, auch wenn Sie diese Anpassung vorgenommen haben (indem Sie beispielsweise einem Hobby nicht mehr nachkommen, das zu viel Ihrer Zeit beansprucht hat).

Oder vielleicht entdecken Sie, dass erreichte Vorteile durch negative Folgen zunichtegemacht werden. Vielleicht vermissen Sie den Adrenalinschub und das Gefühl von Leistungsfähigkeit, das Sie bekommen, wenn Sie alle Anforderungen bei der Arbeit bewältigen.

 Sie werden es nicht immer gleich beim ersten Mal richtig hinbekommen, für Ausgeglichenheit zu sorgen – ganz oft ist es schon der Prozess, Anpassungen vorzunehmen, aus dem Sie erfahren, was und wie viel Sie von bestimmten Dingen in Ihrem Leben brauchen.

Denken Sie genau darüber nach, ob in Ihrem Leben etwas zu viel oder zu wenig vorhanden ist. Tatsächlich könnten Sie auch gute Gründe dafür haben, warum Sie die Balance in eine bestimmte Richtung verschoben haben. Vielleicht wachsen und gedeihen Sie mit dem Adrenalin, das Nebeneffekt Ihres anspruchsvollen Jobs ist, doch Sie fühlen, dass Sie mehr Zeit mit Ihrer Familie verbringen »sollten«.

Doch warum sollten Sie etwas ändern, wenn die Zeit, die Sie dann doch mit Ihrer Familie verbringen, für alle Beteiligten qualitativ gut ist? Und vielleicht genießen Sie es, derjenige zu sein, der stets Zeit für die Probleme der anderen hat, doch eventuell haben Sie auch das Gefühl, Sie sollten Ihre eigenen

Interessen besser durchsetzen. Seien Sie ehrlich dabei, was Sie in Ihrem Leben brauchen und was nicht.

 Mit dieser Übung können Sie visuell überprüfen, wie ausgeglichen Sie momentan sind.

1. **Nehmen Sie sich ein Blatt Papier und zeichnen Sie unten auf der Seite mittig einen Kreis.**

    Geben Sie diesem Kreis den Namen »Mein Zentrum der Ausgeglichenheit«.

2. **Zeichnen Sie zwei Arme, die links und rechts aus dem Kreis herauskommen.**

    Geben Sie dem linken Arm die Bezeichnung »Zu wenig und nicht genug« und dem rechten »Zu viel und überreichlich«.

3. **Beladen Sie einen der beiden Arme mit Sachen, die für Sie »zu viel« sind, und den anderen mit Dingen, von denen Sie »zu wenig« in Ihrem Leben haben.**

    Beladen Sie die Arme, als wäre jede einzelne Sache ein Kasten, und stapeln Sie alles übereinander. Von etwas nicht genug zu haben, fühlt sich manchmal genauso schwer an, als wenn man von etwas zu viel hat.

4. **Nun zeichnen Sie oben in der Mitte der Seite ein Dreieck über Ihr Zentrum der Ausgeglichenheit.**

    Geben Sie diesem Dreieck den Namen »Mein ideales Leben«. Stellen Sie sich vor, dass in diesem Dreieck alle Ziele für Ihr ganzes Leben enthalten sind. Stellen Sie sich vor, wie Sie in Ihrem Zentrum der Ausgeglichenheit stehen und beide Arme seitlich ausgestreckt halten, während Ihr Blick auf Ihr ideales Leben ausgerichtet ist.

5. **Schreiben Sie »Genau-richtig-Bereich« unter das Dreieck Ihres idealen Lebens.**

Der Raum zwischen Ihrem Zentrum der Ausgeglichenheit und Ihrem idealen Leben ist der Genau-richtig-Bereich. Dinge, die für Sie genau richtig sind, sind leicht und luftig wie zerzauste Wolken, durch die Sie einen klaren Blick auf Ihr ideales Leben haben. Malen Sie in Ihren Genau-richtig-Bereich ein paar Wolken, und in die Wolken schreiben Sie die Dinge, die für Sie im Augenblick genau richtig sind.

6. **Schauen Sie sich die Balance zwischen »zu wenig« und »zu viel« an.**

Wenn Sie von vielen Sachen zu viel oder zu wenig haben, liegt Ihr Fokus wahrscheinlich auf dem Balanceakt selbst, und das hält Ihre Energie davon ab, sich nach vorn zu bewegen, und hindert Sie daran, sich auf Ihr ideales Leben zu konzentrieren.

7. **Überlegen Sie sich, welche Handlung Sie bei jedem Arm vornehmen können, um etwas in den Genau-richtig-Bereich zu bewegen und das Gewicht von einem oder beiden Ihrer überlasteten Arme zu nehmen.**

Verbringen Sie möglicherweise zu viel Zeit bei der Hausarbeit und machen nicht genug schöne Dinge?

8. **Schreiben Sie Ihre Handlungen in Ihr Tagebuch und zeichnen Sie Ihr ausgeglichenes Leben noch einmal neu, wie es jetzt aussieht.**

Schauen Sie sich in Abbildung 1.1 ein Beispiel für eine vollständige Übung zum Thema »Zentrum der Ausgeglichenheit« an.

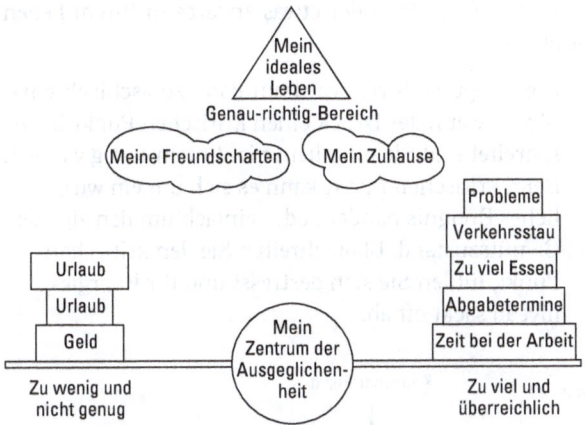

Abbildung 1.1: Beispiel für ein vollständiges Zentrum der Ausgeglichenheit

Die tägliche Energiebalance überprüfen

Wahrscheinlich sind Sie lieber aktiv und bei allem, was Sie machen, voll engagiert, anstatt träge und gelangweilt zu sein. So werden Sie sich wahrscheinlich regelmäßig einen Tick mehr Mühe geben, um nicht das Gefühl zu haben, »verrostet« zu sein. Doch tatsächlich ist »ausgebrannt« das Gegenteil von

»verrostet«, also sollten Sie sich nicht zu sehr unter Druck setzen.

Schauen Sie sich die Ausgeglichenheitskurve in Abbildung 1.2 an. Im Allgemeinen haben Sie ein hohes Energieniveau, wenn Sie bei Ihrem Tun mit ganzem Herzen dabei sind. Diese Energie wird manchmal durch »guten« Stress verursacht: Aufregung, Spannung und Adrenalin helfen Ihnen, einen Termin einzuhalten, auf ein Ziel oder etwas anderes in Ihrem Leben hinzuarbeiten.

 Dieser »gute« Stress wird nur dann zu »schlechtem« Stress, wenn der Druck einen kritischen Punkt überschreitet und Sie mit allem nicht mehr fertig werden. Beim kritischen Punkt kann es sich um ein wirkliches Ereignis handeln oder einfach um den eigenen Gemütszustand. Überschreiten Sie den kritischen Punkt, fühlen Sie sich gestresst und Ihr Energieniveau sackt oft ab.

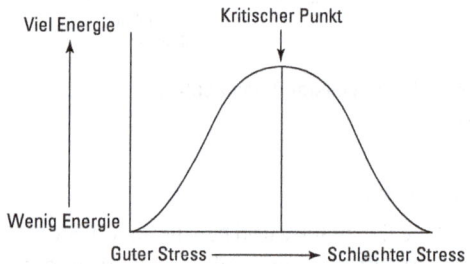

Abbildung 1.2: Die Ausgeglichenheitskurve

Wo aber liegt Ihr kritischer Punkt? Um diesen zu ermitteln, denken Sie an Tage zurück, an denen Sie sich unausgeglichen gefühlt haben, und finden Sie die äußerlichen und inneren Auslöser heraus – dazu kann gehören:

✔ Eine unerwartete, terminabhängige Anforderung

✔ Eine Krise, die Sie nicht vorhergesehen haben

✔ Etwas, was jemand zu Ihnen gesagt hat, brachte Sie aus dem Konzept.

✔ Sich selbst anzuzweifeln

✔ Es dauerte zu lange, etwas fertigzustellen.

 Für Ihre tägliche Ausgeglichenheit zu sorgen, fängt oft schon damit an, dass Sie Ihre Einstellung zum Stressauslöser ändern, bevor Sie die jeweils nötige Handlung angehen. Probieren Sie die folgenden sieben einfachen Schritte, wenn Sie sich überrannt oder aus dem Gleichgewicht fühlen:

1. **Fragen Sie sich, was genau Sie fühlen und was speziell der Auslöser ist.**

2. **Denken Sie darüber nach, wo Sie sich auf der Ausgeglichenheitskurve befinden.**

   Manchmal können Sie ein momentanes Angstgefühl sehr schnell in den Griff bekommen, wenn Sie sich auf die gute Energie konzentrieren, die Sie immer noch fühlen.

3. **Ändern Sie schnell Ihren körperlichen Zustand, indem Sie ein paarmal tief durchatmen, kurz und energisch**

durch den Raum gehen oder sich richtig recken und strecken.

4. **Malen Sie sich vor Ihrem geistigen Auge aus, wie Sie von der Angst, die Sie gerade spüren, einen Schritt zurücktreten.**

   Fragen Sie sich, wie sich das anfühlen würde, wenn es Neugierde statt Angst wäre. Wenn Sie Ihren Gemütszustand von Angst zu Neugierde verändern, kommen Sie leichter in eine Denkweise der Problemlösung und mindern die Spannung in Ihrem Körper.

5. **Überlegen Sie sich, was jetzt für Sie anliegt.**

   Müssen Sie handeln, recherchieren oder über diese Herausforderung nachdenken?

6. **Machen Sie Ihren ersten Schritt, um die Lösung der Herausforderung anzugehen.**

7. **Überprüfen Sie Ihre Gefühle und Ihre Position auf der Ausgeglichenheitskurve und wiederholen Sie falls nötig die Schritte 1 bis 6.**

Seien Sie ein Baum ...

Wissen Sie, wie es sich anfühlt, zentriert zu sein? Denken Sie an einen Baum mit starken Wurzeln, dessen biegsame Äste im Wind schwanken. Wenn Sie sich körperlich erden, spüren Sie sich mehr und verstehen Ihre emotionale und mentale Ausgeglichenheit besser.

Sich selbst zentrieren

Um wieder zu einer Ausgeglichenheit zu finden, können Sie etwas machen, das zunächst einmal so scheint, als führte es zum Gegenteil.

Nehmen wir an, Sie versuchen, einen wichtigen Termin einzuhalten, sind müde, gereizt und leicht panisch. Das Letzte, was Sie sich jetzt leisten können, ist eine Unterbrechung, und doch ist für eine ausgeglichene Vorgehensweise eine kurze Pause ganz wesentlich, um die besten Chancen zu haben, ein qualitativ wertvolles Stück Arbeit abzuliefern.

Achten Sie darauf, was Ihr Körper instinktiv macht, wenn Sie sich nicht bewegen. Sitzen Sie krumm, belasten vor allem ein Bein, kreuzen die Arme oder merken sogar, dass Sie Ihren Körper zu einer Kombination aus allem drei verbiegen?

 Sich gerade, aufrecht und mit Spannkraft hinzustellen, fühlt sich recht eigenartig an, wenn Sie eher gewöhnt sind, krumm zu stehen. Doch hilft es Ihrem Körper nicht nur ganz konkret, es dem Baum gleichzutun, sondern es wirkt auch wie eine sanfte Meditation und dient als Erinnerung daran, wie wichtig es ist, geerdet zu bleiben.

 Die folgende Übung ist eine fünfminütige Ausgleichsübung, die Sie jederzeit ausführen können.

1. **Stellen Sie sich so hin, dass Ihre Füße schulterbreit auseinander sind.**

2. **Lassen Sie Ihre Arme locker seitlich herunterhängen, zwischen den Armen und dem Körper ist ein wenig Platz.**

Ziehen Sie Ihre Schultern sanft nach hinten.

3. **Nehmen Sie ein paar tiefe Atemzüge, damit Ihr Brustkorb sich ausdehnt.**

4. **Schauen Sie geradeaus und nehmen Sie das Kinn dabei leicht nach oben.**

5. **Gehen Sie mit Ihrer Aufmerksamkeit zum kraftvollen Zentrum Ihres Körpers, das zwei Fingerbreit unterhalb Ihres Bauchnabels liegt.**

Sie können eine Bekräftigung oder ein Mantra aussprechen (am besten laut), zum Beispiel: *»Ich bin stark, zentriert und ausgeglichen.«* Stellen Sie sich vor, mit welcher Kraft Ihre Wurzeln Sie unterstützen und aus welchen Quellen Sie alles schöpfen können.

6. **Bleiben Sie so ein paar Momente zentriert stehen, atmen Sie tief und bewusst, bis Sie so weit sind, sich Ihrer nächsten Herausforderung zu stellen.**

Wieder ins Gleichgewicht kommen

In diesem Abschnitt erforschen Sie die drei wichtigsten Wege, um Ihre Ausgeglichenheit wiederzubekommen:

1. Ihr Zeitmanagement,

2. wovon Sie sich verabschieden wollen und

3. wie Sie deutlich ausdrücken, was Sie brauchen.

Sich selbst und die eigene Zeit verwalten

Jeden Tag stehen Ihnen 24 Stunden zur Verfügung, und Sie treffen die Entscheidungen darüber, wie diese genutzt werden. Stellen Sie sich regelmäßig jeden Tag einmal die folgende Frage, um selbst wieder ins Gleis zurückzufinden:

>*Was kann ich genau jetzt loslassen, damit ich mein Gleichgewicht wiedererlange?*«

Ihre Antworten könnten Sie selbst überraschen. Manchmal können Sie etwas ganz Konkretes ablegen, indem Sie zum Beispiel von Ihrer Aufgabenliste etwas jemand anderem über tragen. Doch oft können Sie einfach Gefühle von Spannung und Angst loslassen, die Sie aufgebaut haben, ohne es selbst zu merken. Wenn Sie nachdenken, was Sie ablegen können, kann Ihnen das schon dabei helfen, dieses Gefühl loszulassen – weil

Sie wissen, dass Sie sich jeder vor Ihnen liegenden Herausforderung stellen können.

Keine Bange – Sie brauchen nicht jede Sekunde des Tages unter Volldampf zu stehen, ohne mal Zeit für eine Pause zu haben. Manchmal geben Sie wirklich Gas und arbeiten direkt auf Ihre Ziele hin, und zu anderen Zeiten wollen Sie Stille und Frieden oder mal auf einer Party ausspannen.

 Es gibt sehr viele Werkzeuge fürs Zeitmanagement, doch bevor Sie loslaufen und sich für einen Kurs in Zeitmanagement anmelden oder in Bücher investieren, sollten Sie sich überlegen, was für ein Typ Sie sind:

✔ Arbeiten Sie lieber mit stets den gleichen Systemen oder Abläufen oder finden Sie neue Instrumente für das Zeitmanagement spannender, verlieren aber schnell das Interesse daran? Vielleicht sind Sie der Typ, der bei Zeitmanagementsystemen immer was Neues braucht, um das Beste aus seiner Zeit zu machen.

✔ Zu welchen Tageszeiten schaffen Sie gewöhnlich das meiste? Vielleicht sind Sie eher ein Frühaufsteher oder doch mehr eine Nachteule, also sollten Sie Ihre biologische Uhr beachten und sich ein System aneignen, das Ihnen dabei hilft, genau dann am produktivsten zu sein, wenn Ihr Energieniveau am höchsten ist.

✔ Arbeiten Sie lieber einen längeren Zeitraum am Stück, um eine große Aufgabe zu schaffen, oder teilen Sie es sich lieber in bekömmliche Häppchen auf? Stellen Sie sich auf ein großes Projekt ein und achten Sie darauf, wann Ihre Aufmerksamkeit und Produktivität zu schwinden beginnt. Werden Sie durch Belohnungen angestachelt, oder brauchen Sie erst einen Schubs, um »in die Gänge« zu kommen?

Bei einigen Aufgaben ist vielleicht mehr Antrieb nötig, vor allem wenn es sich um schwere Sachen handelt, für die Sie sich ganz schön selbst motivieren müssen. Dann sollten Sie sich daran erinnern, sich nach Ihrer Aufmerksamkeitsspanne zu richten und sich auch Unterstützung von anderen zu holen.

✔ Unter- oder überschätzen Sie oft die Zeit, die Sie für Aufgaben benötigen, und setzen Sie sich selbst entweder unter zu viel Druck oder fordern Sie sich selbst zu wenig? Manche Leute glauben, dass es besser sei, weniger zu versprechen und mehr zu erfüllen.

 Doch der am meisten respektierte Ansatz (und der für Ihre eigene Ausgeglichenheit gesündeste) besteht darin, die für eine Aufgabe erforderliche Zeit besser einschätzen zu können. Das erfordert Praxis und genaue Beobachtung, also sollten Sie sich darin weiter schulen.

Aufgaben delegieren

Delegieren – also die Arbeitslast zu teilen, indem man einige Aufgaben und Verantwortlichkeiten auf andere überträgt – ist nicht bloß eine Fähigkeit, die Sie bei der Arbeit anwenden.

 Delegieren ist einer der besten Wege, in Ihrem Leben wieder zu einem Gleichgewicht zu kommen.

Delegieren ist gar nicht so schwer

Ein paar Hinweise zum Thema Delegieren:

✔ **Finden Sie Aufgaben, um sie anderen zu übertragen, die es womöglich sogar besser können als Sie.** Vielleicht sind Sie daran gewöhnt, im Haushalt oder Team die kompetente Person zu sein, doch Sie werden mehr – und nicht weniger – geschätzt, wenn Sie anderen dabei helfen, eigene Talente zeigen zu können.

✔ **Seien Sie sich klar darüber, was Sie brauchen und was Sie weiterhin als Unterstützung anbieten können.** Sie bleiben weiter verantwortlich dafür, dass die Person, der Sie etwas übertragen, auch über alles Notwendige verfügt.

✔ **Finden Sie einen gemeinsamen Weg, die Fortschritte zu überprüfen.** Sie können für die Zukunft konstruktive Rückmeldungen geben und weiterhin dranbleiben, doch immer noch delegieren!

Entscheiden, was Sie loslassen wollen

Ihr Ausgeglichenheitstraining kann Sie zu dem Schluss führen, dass Sie etwas aufgeben müssen, um in Ihrem Leben wieder die Führung zu übernehmen oder Freude zu empfinden. Wenn das für Sie eine große Entscheidung darstellt – beispielsweise den Job aufzugeben, alles zu verkaufen und auszuwandern oder eine Beziehung zu beenden –, dann schauen Sie sich Teil III an, tiefgreifende Änderungen mit möglichst wenig Leid und möglichst viel Gewinn bewältigen zu können.

Doch vielleicht merken Sie auch, dass Sie sich von relativ kleinen Dingen in Ihrem Leben verabschieden und damit Ihre

Ausgeglichenheit wesentlich verbessern können. Und auch wenn manches ganz naheliegend ist, regt sich bei Ihnen selbst manchmal Widerstand, weil Sie sich daran gewöhnt haben, wie bestimmte Dinge sind.

Fragen Sie sich selbst, ob Sie sich an Aufgaben klammern, die jemand besser kann als Sie – aus Angst, dass das wirklich jemand besser macht! (Sie sind wirklich der Einzige, der Sitzungsprotokolle verfassen und für deren Verteilung sorgen kann?)

 Formulieren Sie einige der Ansichten um, die Sie zum Thema Loslassen haben:

✔ »Wenn ich etwas ordentlich gemacht haben will, muss ich es selbst machen« wird zu »Ich vertraue darauf, dass andere diese Aufgabe mit solch hohen Ansprüchen angehen können, wie ich sie habe«.

✔ »Wenn ich diese Aufgabe abgebe, verliere ich die Kontrolle« wird zu »Wenn ich diese Aufgabe abgebe, kann ich mehr Sachen machen, die ich gerne mache, und die Kontrolle über mein eigenes Leben wird größer«.

✔ »Wenn ich nicht alles schaffe, bin ich ein Versager« wird zu »Mein Erfolg kommt aus dem Wissen, wie ich meine Energien gut und richtig einsetze und wann ich um Hilfe bitten muss«.

Welche Einstellungen über das Delegieren können Sie neu formulieren, um sich selbst mehr Spielraum zu geben?

Sagen, was Sie meinen

Es ist nur dann möglich, ein wirklich ausgeglichenes Leben zu führen, wenn Sie lernen zu erkennen, was Ihre Bedürfnisse sind, und diese klar und durchsetzungsfähig auszusprechen. Anderenfalls laufen Sie Gefahr, dass andere Sie mit Anforderungen, Fragen und Herausforderungen überladen.

 Das zu sagen, was man wirklich meint, bedeutet nicht, unterdrückte negative Emotionen herauszulassen. Hier eine Möglichkeit, wie Sie Dinge diplomatisch formulieren können:

✔ **Bei der Arbeit:** Statt mit »Ich habe viel zu viel mit dem Monatsabschlussbericht zu tun, als dass ich Ihnen bei diesem Projekt helfen könnte, und ich finde es unglaublich, dass Sie überhaupt gefragt haben« probieren Sie es mit: »Ich helfe Ihnen gerne bei diesem Projekt, und zum Ausgleich könnten Sie mir bei dem Monatsabschlussbericht zur Hand gehen.

✔ **Zu Hause:** Statt mit »Das ist so egoistisch, dass du in deinem Zimmer solch ein Chaos anrichtest! Glaubst du nicht, dass ich ein Recht auf ein bisschen Zeit für mich habe, anstatt hinter dir aufräumen zu müssen?« probieren Sie es mit: »Wenn du dein Zimmer nicht in Ordnung hältst, heißt das, ich brauche mehr Zeit fürs Aufräumen, und das nehme ich dir übel, weil ich weniger Zeit für mich selbst habe. Was können wir also machen, damit dein Zimmer aufgeräumt bleibt?«

Mit länger andauerndem Stress umgehen

Guter Stress ist der Treibstoff, der Ihnen dabei hilft, gute Ergebnisse abzuliefern. Bei diesem guten Stress geht es mehr um ein Gefühl angenehmer Spannung, um Dringlichkeit und die Bereitschaft, sich trotz der Angst zu versagen oder eines kribbeligen Gefühls im Bauch richtig ins Zeug zu legen.

Die Art von Stress, mit der Sie wirklich lernen müssen umzugehen, ist *Di*stress (im Gegensatz dazu wird positiver Stress auch *Eu*stress genannt, wobei die Vorsilbe *eu* »gut« bedeutet). Dabei sind Sie also von der ungeheuren Menge des vor Ihnen Liegenden völlig überwältigt und Ihre Energie schwindet, anstatt zu wachsen.

Sie können im Alltag oft gut mit Distress fertig werden, doch zu anderen Zeiten können Sie machen, was Sie wollen – Sie leiden unter jenem andauernden Druck, bei dem Ihre Lebensfreude versiegt. Lassen Sie es nicht zu, sich langsam dem Siedepunkt zu nähern, ohne überhaupt zu erkennen, wie sich der Druck langsam, aber stetig immer mehr aufbaut. Lernen Sie, Warnzeichen zu erkennen, und halten Sie für den Fall der Fälle einen Handlungsplan bereit.

Auf Warnzeichen achten

Sie haben Ihre eigenen Anzeichen, die Sie davor warnen, dass Sie unter zu viel Druck stehen. Diese Zeichen in einem frühen Stadium zu erkennen, ist für Ihr körperliches, seelisches und geistiges Wohlbefinden außerordentlich wichtig.

 Die Stressanzeiger
Zu diesen Warnzeichen kann Folgendes gehören:

✔ Nicht gut oder nicht genug schlafen

✔ Sich ängstlich fühlen

✔ Ständige Müdigkeit

✔ Konzentrationsschwächen

✔ Extreme Stimmungsschwankungen

✔ Niedergeschlagenheit

✔ Erinnerungsprobleme

✔ Essen, um sich zu entspannen, oder Trinken im Übermaß

✔ Unangenehme körperliche Symptome (Kopf- oder Magenschmerzen, Herpesbläschen)

Viele dieser Symptome können andere Ursachen haben, doch wenn mehrere dieser Symptome gleichzeitig auftreten, sollten Sie darüber nachdenken, wie es um Ihre Ausgeglichenheit steht.

Ihr Drei-Punkte-Plan

Bei länger andauerndem Stress besteht die einzige langfristige Lösung darin, die Situation irgendwie zu ändern. Extremer Stress, der letztlich zu Depression und anderen Krankheiten führen kann, wird oft von dem Gefühl begleitet, in der schlimmen Situation eingesperrt zu sein und keine Wahlmöglichkeiten mehr zu haben.

 Wenden Sie den folgenden Drei-Punkte-Plan an, um sich in Aktionsbereitschaft zu bringen:

1. **Fragen Sie sich selbst, über welche Möglichkeiten zur Reduzierung des andauernden Stresses Sie verfügen.**

   Malen Sie sich eine ideale Lösung aus, auch wenn Sie nicht an ihre Umsetzbarkeit glauben. Wenn der Stress berufsbedingt ist, könnte Ihre ideale Lösung beinhalten, dass Sie in Teilzeit gehen, (unbezahlten) Urlaub nehmen, die Arbeit völlig aufgeben oder sich tägliche Unterstützung holen. Bei jeder Lösung sollten Sie sich fragen: »Was wird passieren, wenn ich das mache, und was, wenn ich das nicht mache?«

2. **Fragen Sie sich selbst, was Sie an zusätzlichen Informationen brauchen, um weiterzukommen.**

   Vielleicht brauchen Sie mehr Informationen von Ihrem Chef oder der Personalvertretung. Sie können auch durch eine Website Infos über Ihren Arbeitsvertrag finden.

3. **Fragen Sie sich selbst, welche Ressourcen und Unterstützung Sie brauchen und was Sie eigentlich davon abhält, solche Hilfe in Anspruch zu nehmen.**

Sie könnten sich überlegen, wem Sie Ihre Gedanken einmal vorstellen könnten, der oder die Ihnen beim Durchdenken Ihrer Möglichkeiten hilft – ein professioneller Berater oder Familienmitglieder.

Zögern Sie nicht, sich in stressigen Situationen mehr Hilfe zu holen. Dies ist keine Zeit für Einzelkämpfertum, und Ihre Energien sind am besten dabei eingesetzt, wenn Sie andere Ressourcen und andere Perspektiven mit hinzuziehen.

 Auf der Seite des staatlich geprüften Hamburger Instituts für Fernstudien finden Sie Infos über einen Fernlehrgang zum Thema angst- und stressfrei leben (www.akademie-fuer-fernstudien.de).

Keine Angst vor dem Chef
Vielleicht müssten Sie eigentlich zuerst mit Ihrem Chef sprechen, doch Sie machen sich Sorgen, dass es so wirken könnte, als wären Sie bei Ihrem Job nicht sonderlich engagiert. Sie können ein solches Gespräch vorbereiten, indem Sie die Vorteile für das Unternehmen durchdenken, wenn Sie sich selbst in einer besseren Arbeitssituation befinden.

Stressige Situationen bewältigen
Stressige Situationen unterbinden meist logische Gedanken und schaffen Panik. Wenn Sie sich die Zeit nehmen, um sich

selbst ein paar Gedanken zu machen, wird sich das auszahlen. Wenn der Stress das nächste Mal zuschlägt, werden Sie leichter die für Sie besten Entscheidungen treffen können. Folgende Tipps konzentrieren sich auf wichtige Fragen, damit Sie die Panik auf Abstand halten können und den Überblick behalten.

 Hier ein paar Verhaltensregeln, wenn bei Ihnen der Stress zuschlägt:

✔ **Seien Sie sich über Ihre Werte, Ihre Vision und Ihre Ziele im Klaren.** Nehmen Sie sich die Zeit, um für Ihr Leben eine klare Vision zu erkennen, und messen Sie jede getroffene Entscheidung an dieser Vision.

Wichtige Frage: Was will ich jetzt in meinem Leben wirklich?

✔ **Halten Sie mit leichter Hand an Ihren Zielen fest und seien Sie offen dafür, dass sich veränderte Umstände auch auf Ihr Ziel oder die Schritte dorthin auswirken können.** Akzeptieren Sie, dass es einfach stressige Zeiten geben kann, und erlauben Sie es sich unbedingt, an Ihrem Ziel die von Ihnen als nötig erachteten Anpassungen vorzunehmen.

Wichtige Frage: Wo oder wie kann ich jetzt flexibler sein?

✔ **Stellen Sie sich regelmäßig die Frage, was Sie loslassen oder ablegen können und was Sie nicht mehr brauchen.**

Wichtige Frage: Was steht zwischen mir und meinem eigentlichen Anliegen?

✔ **Führen Sie nur Handlungen durch, die Ihr Selbstwertgefühl und Ihre persönliche Integrität erweitern.**

Wichtige Frage: Inwiefern macht diese Handlung oder Entscheidung mich stärker?

✔ **Seien Sie sich darüber im Klaren, dass es Situationen geben wird, die Sie nicht ändern können, Menschen, denen Sie nicht helfen können, und Resultate, die Sie nicht erzielen können.** Sie können stattdessen andere Schlachten gewinnen.

Wichtige Frage: Was kann ich in dankbarer Bescheidenheit akzeptieren?

✔ **Greifen Sie auf den guten Willen anderer zurück.** Lassen Sie es nicht zu, dass Ihr Ego Ihnen im Wege steht, wenn Sie sich mit anderen verbünden können.

Wichtige Frage: Wer kann mich unterstützen, ermutigen oder inspirieren?

✔ **Haben Sie einen »Plan B« in petto – oder einen Plan C oder gar D.** Gewöhnen Sie sich an, für die wirklich wichtigen Bereiche Ihres Lebens oder für wirklich stressige Situationen passende Notfallpläne zu durchdenken.

Wichtige Frage: Welche Möglichkeiten habe ich? Was kann ich sonst noch machen? Welche Möglichkeit kann ich jetzt noch nicht erkennen?

Teil II

Die Bereiche Ihres Lebens erforschen

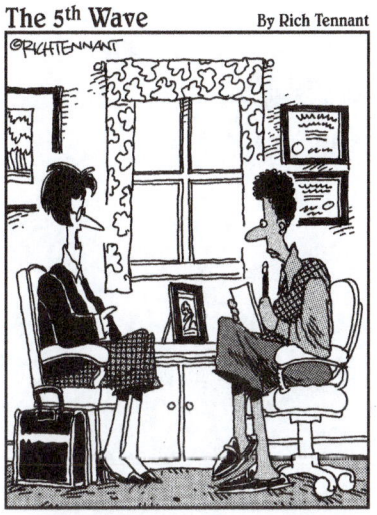

The 5th Wave — By Rich Tennant

@RICHTENNANT

»Ich finde, die Energiezentren meines Körpers sind wirklich gut ausbalanciert – meinen Pieper hab ich am Gürtel, mein Handy in meiner rechten Tasche und mein PDA steckt in meiner linken Brusttasche.«

In diesem Teil ...

Nur wer die verschiedenen Bereiche seines Lebens (Arbeit, Familie und Hobbys) ausbalanciert, kann sich seine innere Ausgeglichenheit bewahren. In den folgenden Kapiteln gehen Sie all das an, was in den zentralen Bereichen Ihres Lebens aus dem Gleichgewicht gekommen ist, und werden erkennen, wie alles in einem größeren Zusammenhang steht.

In diesem Kapitel

✔ Vorausschauende Entscheidungen hinsichtlich der Arbeit treffen

✔ Die Bedeutung von Konzentration und Rückmeldungen

✔ Einen Blick in die Zukunft Ihrer Arbeit werfen

Einen Großteil Ihrer Zeit werden Sie wahrscheinlich bei der Arbeit verbringen. Dieses Kapitel konzentriert sich auf die drei wichtigsten Aspekte Ihrer Arbeit und Karriere:

✔ wie zufrieden Sie mit dem sind, was Sie machen

✔ wie sehr Sie sich als Angestellter in Ihrer Arbeit durch Entlohnung, Aufstiegsmöglichkeiten und Rückmeldungen gewürdigt sehen

✔ wie sehr Sie Gelegenheiten haben, durch Arbeit oder Karriere Ihre Kenntnisse und Fertigkeiten weiter zu entwickeln.

 Dieses Kapitel zeigt Ihnen einige Möglichkeiten, diese drei Bereiche verbessern zu können, und hilft Ihnen dabei, Aspekte Ihrer Arbeit und Karriere zu erkennen, die für Sie in Ihrem Leben fundamental sind.

Die Einstellungen zur Arbeit untersuchen

Ich höre oft, wie andere sich über dieses »Montagmorgen-Gefühl« beschweren, wenn der Wecker läutet und man sich am liebsten wieder unter der Decke verkriechen und weiterschlafen möchte.

Was gilt für Sie? Arbeiten Sie, um zu leben, oder leben Sie, um zu arbeiten? Muss Ihre aktuelle Arbeit geändert werden, damit sich darin Ihre Haltung dem Leben gegenüber widerspiegelt, oder hat Ihre Einstellung zur Arbeit etwas Feinschliff nötig?

Ihre verschiedenen Arbeitsrollen

Wenn Sie gefragt werden: »Was machen Sie denn so?«, geben Sie wahrscheinlich die Beschreibung Ihrer Arbeitsstelle als Antwort oder sprechen über die Firma, bei der Sie arbeiten oder die Ihnen gehört. Wie viel von Ihrer Identität ist mit Ihrer bezahlten Arbeit (oder deren Fehlen) eng verbunden?

Was wäre wenn ...
Stellen Sie sich mal einen Augenblick vor, dass es Ihnen verboten ist, gegen Bezahlung zu arbeiten. Denken Sie darüber nach, wie Ihre Antwort lauten würde, wenn Sie gefragt werden: »Was machen Sie?« Wie angenehm wäre es Ihnen, diese Frage zu beantworten? Der Grad an Unwohlsein, den Sie dabei spüren, kann darauf hinweisen, wie sehr Sie sich auf vergütete Arbeit als eine starke Bestätigung Ihres Erfolgs und auch Selbstwertes verlassen. Daran ist nichts verkehrt – wenn Sie erkennen, wie Sie sonst Ihre Talente für die Arbeit nutzen, ist das ein sehr guter Weg, Ihren Fähigkeitenschatz zu erweitern und beim Thema Arbeit zufriedener zu werden.

Die verschiedenen Rollen ausbalancieren

Betrachten Sie die drei wesentlichen Aspekte von Arbeit:

✔ **Gehalt:** Arbeit, für die Sie bezahlt werden – Ihre Anstellung oder Ihr eigenes Geschäft.

✔ **Menschen:** Arbeit, die Sie für die Menschen in Ihrem Leben und Ihrer Welt verrichten – als Eltern, für Ihre Gemeinde, Ehrenämter.

✔ **Passion:** Arbeit, die mit Ihren Interessen und Leidenschaften zu tun hat – die Aktivitäten für ein Hobby, das Erlernen einer neuen Fähigkeit oder Mitglied in einem Klub zu sein.

Diese drei Bereiche können sich für Sie überlappen. Vielleicht betrachten Sie sie auch als unterschiedliche Abteilungen Ihres Lebens. Die Balance zwischen diesen drei Aspekten der Arbeit ist im Hinblick auf die Zeit selten gerecht aufgeteilt. Die meisten Menschen verbringen mehr Zeit bei bezahlter Arbeit, zumindest während bestimmter Zeiträume ihres Lebens.

 Folgende Übung kann Ihnen helfen zu erkennen, wie Ihre Einstellungen zu verschiedenen Arbeitsbereichen miteinander verknüpft sind und wie sie sich unterscheiden. Denken Sie an die Rollen, die Sie in den Bereichen Gehalt, Menschen und Passion ausfüllen, und beantworten Sie die Fragen in Tabelle 4.1.

Als Beispiel wird hier Robert angeführt, der seine eigene Firma leitet. Das Beispiel konzentriert sich auf eine Rolle pro Arbeitsbereich, doch können Sie natürlich auch mehr als eine haben (Sie sind zum Beispiel Elternteil und kümmern sich gleichzeitig im Bereich »Menschen« um ältere Verwandte). Wählen Sie die Rollen, die für Sie am bedeutungsvollsten sind.

	Gehalt	Menschen	Passion
Was ist die wichtigste Rolle, die ich in diesem Bereich ausfülle?	Ich führe meine eigene Firma.	Ich bin Vater von Johannes und Sophie.	Ich bin Mitglied in einer Künstlergruppe.
Wie viel Zeit verbringe ich mit dieser Arbeit?	Zu viel! Mindestens 50 Stunden wöchentlich, und oft arbeite ich auch am Wochenende.	Reicht überhaupt nicht … Gutenachtgeschichten während der Woche. Ist am Wochenende besser, wird aber oft durch Probleme der Firma gestört.	Habe die letzten sechs Treffen verpasst.
Welchen Wert erhalte ich aus dieser Arbeit?	Geld, Anregungen, Bestätigung meines Selbstwertgefühls und der Leistungsfähigkeit.	Liebe, Spaß, Lachen und das Gefühl, für meine Familie etwas beizutragen	Spannend ist für mich der Zugang zu meiner Kreativität und das Organisieren von Ausstellungen unserer Arbeit.
Welche Gefühle habe ich bei dieser Arbeit?	Ich pendle je nach den Herausforderungen zwischen großer Motiviertheit und ziemlichem Stress.	Ich fühle mich sehr zufrieden und ruhig in dieser Rolle und merke, wie sie mir hilft, Augenmaß zu behalten und mich zu entspannen.	Diese Rolle macht mir sehr viel Spaß, und ich fühle mich lebendig und mein Leben erscheint mir sinnvoll.

	Gehalt	Menschen	Passion
Wie lautet in höchstens 15 Worten meine aktuelle Haltung zu dieser Arbeit?	Erfordert viel mehr Zeit und Aufmerksamkeit im Vergleich zu der Belohnung, die ich bekomme.	Ich kann immer mehr herausholen, als ich hineinstecke.	Ich nehme sie als selbstverständlich hin und verringere ihre Bedeutung.
Was muss ich an dieser Arbeit ändern, um diesen Bereich in Einklang zu bringen?	Ich kann disziplinierter sein, mehr Arbeit abgeben und die Zeit reduzieren, die ich für diese Rolle aufwende. Wahrscheinlich wird es sich schon deutlich auswirken, wenn ich täglich nur eine Stunde weniger arbeite. Und das Arbeiten am Wochenende könnte ich auch lassen.	Wenn ich weniger Zeit mit der Arbeit in der Firma verbringe, kann ich dieser Rolle mehr Zeit widmen. Ich möchte mir gerne vornehmen, wenigstens zweimal die Woche mit der Familie zu Abend zu essen.	Ich kann mich hier auf einmal wöchentlich festlegen, um diesem Bereich in meinem Leben einen höheren Stellenwert zu geben. Ich werde nachhaken, ob die Gruppe nicht gelegentlich auch für Kinder offen sein kann, damit ich meine Interessen mit Johannes und Sophie teilen kann.

Tabelle 4.1: Erkennen Sie Ihre Rollen in verschiedenen Arbeitsbereichen.

 Ihre Antworten auf die Fragen in Tabelle 4.1 verweisen auf die relative Bedeutung, die Sie jedem Bereich von Arbeit geben, wie viel Zeit Sie diesen Bereichen zuweisen und wie sehr Ihre wichtigsten Werte dadurch versorgt werden.

Roberts Tabelle zeigt, dass die Zeit, die er dem Bereich mit dem meisten Druck zuweist (die bezahlte Arbeit), den Wert mindert, den er aus den anderen beiden ziehen kann. Nachdem er das erkannt hat, kann er auch Wege sehen, seine Arbeit für den Lebensunterhalt besser zu verwalten und sich auf die beiden anderen Bereiche zu konzentrieren, was ihn im Gegenzug wieder mit neuer Energie für seine bezahlte Arbeit versorgt.

Die Arbeit in Zusammenhang stellen

Wenn Sie bei Ihren Arbeitsbereichen für Ausgleich sorgen, können Sie sicherstellen, dass Sie aus allen Bereichen das Gewünschte erhalten. Der Rest dieses Kapitels konzentriert sich auf das, was die meisten Menschen als Arbeit klassifizieren: den bezahlten Job.

 Auch wenn Arbeit für Sie einfach nur Brotverdienst ist, verbringen Sie sehr viel Zeit damit. Also ist es sinnvoll, sich zu überlegen, wie Arbeit insgesamt in Ihr Leben und Ihre Vorlieben hineinpasst.

✔ In welchem Maße ist Ihr Job auf Ihre natürlichen Fähigkeiten zugeschnitten?

✔ Passt er zu den Werten, die Ihnen am wichtigsten sind?

Eine bewusste Entscheidung treffen

Denken Sie einen Augenblick darüber nach, wie Sie zu Ihrer aktuellen Stelle oder den Jobs, die Sie davor gemacht haben, gekommen sind.

✔ Was hat dazu geführt, dass Sie Ihre aktuelle Arbeitsstelle gewählt haben?

✔ Gab es bei Ihren Karriereentscheidungen glückliche oder nicht so glückliche Zufälle?

✔ Wurden Sie von einem Elternteil oder einem anderen Erwachsenen beeinflusst?

✔ Würden Sie mit Ihrem heutigen Kenntnisstand Ihren Job noch einmal wählen?

 All diese Erfahrungen – wie unbequem sie auch sein mögen – bereiten Sie auf genau richtige Weise darauf vor, was hinter der nächsten Ecke auf Sie wartet. Egal welche Route Sie wählen, die Techniken des Zerlegens und Hinterfragens helfen Ihnen, um auch wirklich in der richtigen Richtung unterwegs zu sein.

Sie können sich entscheiden, aktuell erst einmal an Ihrem momentanen Standpunkt zu bleiben, um Kräfte (vielleicht einen starken Glauben an sich selbst und Selbstvertrauen) und Mittel (Fähigkeiten, Wissen und Erfahrung) zu sammeln, damit Sie eine Änderung angehen können. Diese Entscheidung zu treffen, ist an sich schon ein Teil des Prozesses zur Weiterentwicklung.

Ihren Job auswerten

Sie können prüfen, ob Ihre Fähigkeiten und Neigungen gut mit Ihrer aktuellen Arbeit übereinstimmen und wie zufrieden Sie sind. Führen Sie die folgende kleine Übung durch und finden Sie heraus, was Sie emotional mit Ihrer Arbeit verbinden.

 Wählen Sie die Aussage, die am besten Ihr Gefühl zur Arbeit beschreibt:

✔ »Ich kann meinen Traumjob verwirklichen – ich finde noch nicht einmal, dass er die Bezeichnung *Arbeit* verdient.«

✔ »Ich fühle mich meistens herausgefordert, angeregt und gewürdigt, und das hilft mir über schwierige Momente hinweg.«

✔ »Manche Tage sind besser als andere, also mal so und mal so, doch insgesamt kann ich mich nicht beklagen. Arbeit ist in meinem Leben nicht das Wichtigste.«

✔ »Ich bin bei der Arbeit oft frustriert, ängstlich oder gelangweilt, und das wirkt sich auch auf die positiven Aspekte aus.«»Ich muss mich jeden Tag hinschleppen; ich bin so weit, dass ich kündige.«

Was haben Sie als Ergebnis dieser Übung über Ihre Arbeit erfahren? Sind Sie rundum glücklich und erfüllt, wenn Sie Ihren täglichen Aufgaben nachgehen? Oder bedeutet Arbeit für Sie nichts als eine lästige Pflicht, um Geld zu verdienen? Je unzufriedener Sie sind, desto dringender sollten Sie über Veränderungen nachdenken.

Ihre Arbeit anpassen

Um Ihrer eventuellen Unzufriedenheit auf den Grund zu gehen, können Sie die Hauptbereiche Ihres Arbeitslebens analysieren und so feststellen, welche einer Änderung bedürfen. Oft benötigt die Arbeit als Folge unerwünschter Auswirkungen verschiedene Anpassungen in den folgenden Bereichen:

✔ **Einstellung.** Ihre Einstellung zur Arbeit kann Sie behindern. Vielleicht glauben Sie, ein »Recht« auf eine anregende Tätigkeit zu haben, und müssen diese Einstellung überdenken, damit Sie vorausschauend Wege finden können, um selbst für diese Anregung zu sorgen.

✔ **Motivation.** Ihre Motivation könnte angepasst werden, indem Sie die Art ändern, wie Sie die Arbeit anpacken.

✔ **Freiheit.** Vielleicht haben Sie bei Ihrer Arbeit das Bedürfnis nach mehr Freiheit und Eigenständigkeit.

✔ **Unterstützung.** Möglicherweise brauchen Sie mehr Unterstützung und Anerkennung von Ihren Mitmenschen/Kollegen.

✔ **Druck.** Ihre Arbeit belastet Sie eventuell über die Maßen und kann Ihnen schädlichen Stress bereiten.

✔ **Verantwortung.** Vielleicht fühlen Sie sich nicht mit Ihrer Arbeit verbunden und wollen mehr Verantwortung übernehmen, damit Sie an Ihrer Tätigkeit innerlich mehr beteiligt sind.

✔ **Umgebung.** Vielleicht sind Sie mit der aktuellen Umgebung unzufrieden – von einem einfachen »immer derselbe alte Laden« bis zu dem Gefühl hin, Ihrer aktuellen Tätigkeit und Firma wirklich entwachsen zu sein.

 Nehmen Sie sich Tabelle 4.2 als Beispiel und notieren Sie für jeden Bereich eine Selbstverpflichtung, die Sie Ihrer idealen Arbeit näher bringt. Dies sind Roberts Aussagen darüber, wie er seine Arbeit als Selbstständiger sieht:

Meine Überzeugungen ändern	»Das Geschäft wird nicht zusammenbrechen, wenn ich mehr Aufgaben abgebe. Es wird von der neuen Energie, die einige Bereiche bekommen werden, sogar eher profitieren.«
Auf meine Motivation mehr Wert legen	»Ich freue mich darauf, die kreative Energie zu nutzen, die ich aus meiner Kunst bekomme, um sie zur effektiven Lösung betrieblicher Probleme einzusetzen.«
Mehr Freiheiten genießen	»Wenn ich mir das Ziel setze, öfter rechtzeitig nach Hause zu kommen, werde ich mich nicht mehr so ans Büro gekettet fühlen.«
Mehr Unterstützung bekommen	»Meine Büroleiterin (Ulrike) ist bereit zur Weiterentwicklung und in der Firma sehr engagiert – sie wird begeistert sein, wenn ich sie um mehr Mitarbeit bitte und ihr mehr Verantwortung übertrage.«
Druck herausnehmen	»Wenn ich mehr Zeit mit meinen Kindern verbringe, werde ich mich besser entspannen können.«
Mehr Verantwortung übernehmen	»Ich will mit meiner Zeit selbstverantwortlicher umgehen. Ich finde es furchtbar, wie viel Zeit ich vertrödele und doch glaube, ich arbeite hart. Überstunden zu machen, ist schon zur Gewohnheit geworden.«
Meine Umgebung ändern	»Hier habe ich nicht das Gefühl, dass Änderungen nötig seien, obwohl Ulrike schon ein paar Ideen über die Umgruppierung des Teams hat, um neue Arbeitsbeziehungen entstehen zu lassen. Das werde ich mal im Auge behalten!«

Tabelle 4.2: Aussagen über Selbstverpflichtungen, die Sie Ihrer idealen Arbeit näher bringen

Ihren aktuellen Job verbessern

Wenn die Auswertung Ihres Jobs zu der Erkenntnis führt, dass Ihre aktuelle Arbeit nicht zu Ihren Bedürfnissen passt, können Sie nun einen Plan formulieren, um grundlegende Änderungen anzugehen. Sie können beispielsweise beschließen, dass Ihre momentane Arbeitsstelle trotz nötiger Änderungen in bestimmten Bereichen eigentlich viele Ihrer Anforderungen an eine befriedigende Arbeitssituation erfüllt. Andererseits sind Sie vielleicht so weit, tief durchzuatmen und sich auf die Suche nach einer neuen Position zu machen.

Indem Sie sich selbst hinterfragen, können Sie entdecken, dass der äußere Umstand, der nach Ihrer Ansicht das Problem mit der aktuellen Stelle darstellt (die Bezahlung, die Art, wie mit Ihnen umgegangen wird, der Termindruck), vielleicht hinter Ihren internen Gründen zurücksteht. Diese wiederum können Sie beeinflussen, wenn Sie Ihre ganz persönlichen Fertigkeiten anwenden und entwickeln.

 Die folgenden Vorschläge können Ihnen dabei helfen, Ihre Arbeitszufriedenheit zu steigern:

✔ **Üben Sie eine durchsetzungsfähige Kommunikation.**

Äußern Sie eindeutig, was für Sie am besten funktioniert und was Sie wollen, anstatt sich dauernd im Stillen über eine Situation zu ärgern. Damit können Sie auf lange Sicht angespannte Konfrontationen vermeiden und der Langeweile entgegentreten.

✔ **Rufen Sie sich in Erinnerung, was Sie motiviert.**

Besonders in stressigen Zeiten sollten Sie darüber nachdenken, was Ihnen der Job gibt. Vielleicht können Sie sich mit dem Gehalt den gewünschten Lebensstil leisten oder die Anerkennung, die Sie für erfüllte Aufträge bekommen, gibt Ihnen Selbstvertrauen und größere Leistungsfähigkeit.

✔ **Achten Sie darauf, ob Sie »ganz im Moment aufgehen«.**

Ein Zeichen für Ihre gute Leistungsfähigkeit ist, wenn Sie in Ihrem jeweiligen Tun ganz aufgehen, also ganz »im Fluss« sind und das Zeitgefühl verlieren. Selbst langweilige oder frustrierende Momente können Sie aufwerten: Konzentrieren Sie sich so auf Ihre Tätigkeit, als wäre es die faszinierendste Sache, der Sie je begegnet sind, und versuchen Sie, alles Negative abschütteln.

✔ **Denken Sie daran, dass die einzigen Dinge, die Sie jemals vollständig steuern können, Ihre eigenen Gedanken, Verhaltensweisen und Aktionen sind.**

Konzentrieren Sie sich auf sich selbst (Ihre *eigene* Stimmung und Verhaltensweise), und Sie können schlecht gelaunten Kollegen und Vorgesetzten auch eher dabei helfen, wieder auf den Weg zu kommen. Manchmal müssen Sie sich um andere Verhaltensweisen bemühen und manchmal der anderen Person genug Raum geben, damit sie allein mit der schlechten Stimmung fertig werden kann, ohne dass Sie es persönlich nehmen müssten.

✔ **Spüren Sie alle paar Stunden mal in sich hinein.**

Überlegen Sie sich verschiedene Wege für einfache oder alltägliche Arbeitsabläufe, um bei Laune zu bleiben. Wenn Sie Postsendungen einpacken, können Sie dann vielleicht andere mit einbeziehen, um es kurzweilig zu gestalten? Oder würden Sie sich lieber an ein Fenster mit schöner Aussicht setzen und die Routineaufgabe als beruhigende Meditation nutzen? Kleine Gestaltungsmöglichkeiten wirken sich deutlich darauf aus, wie Sie sich bei Ihrer Tätigkeit fühlen, und verleihen Ihnen mehr Einfluss auf Ihre Arbeit.

Mit negativen Situationen fertig werden

Sie lieben Ihre Arbeit, bemerken aber, dass die Menschen in Ihrer Nähe Ihnen die Energie nehmen und sich negativ auf Ihre Stimmung, Ihr Selbstvertrauen oder die Einstellung zu Ihrem Tun auswirken.

 Sie können sich selbst vor den schädlichsten Einflüssen der Negativität schützen, indem Sie sich klarmachen, dass Menschen oft dann schlechtes Verhalten an den Tag legen, wenn sie sich gefangen fühlen und spüren, dass ihnen Einfluss und Wahlmöglichkeiten fehlen.

Langeweile und innere Kündigung können zu einer Teilnahmslosigkeit führen, mit der die Begeisterung und das Engagement ganzer Teams gedämpft werden kann. Energielosigkeit, Zynismus und ein Gefühl der Orientierungslosigkeit kann die Folge sein. Um das zu verhindern, fragen Sie sich: »Was frustriert mich eigentlich wirklich? Was führt dazu, dass ich mich wie gefangen und ohnmächtig fühle? Was kann ich machen, um das Team positiv zu unterstützen?«

Werden Sie nicht zur Klatschtante!

Eine ganz andere Form von negativem Verhalten entsteht aus der Versuchung, sich Klatsch und Gerüchten hinzugeben. Die Auswirkungen sind oft äußerst negativ, gegenseitige Verleumdungen zwischen den Abteilungen werden bestärkt und Vertrauen zerstört.

Versuchen Sie, sich selbst von der Teilnahme am Klatschkarussell zu lösen, indem Sie sich fragen: »Wie kann ich meine Energien produktiv einsetzen?« Bevor Sie Informationen über einen gemeinsamen Kollegen an Dritte weitergeben, sollten Sie sich drei Fragen stellen: »Ist es wahr, was ich sagen will? Ist es positiv und konstruktiv? Ist es für die Person, mit der ich spreche, hilfreich und relevant?«

Ihren Traumjob finden

Dieser Abschnitt untersucht Ihre Möglichkeiten, wenn Ihnen klar ist, dass ein Weiterkommen für Ihre Karriere bedeutet, sich neue Jagdgründe zu suchen.

Um Ihren Traumjob zu finden, sollten Sie darüber Bescheid wissen, was Sie gerne arbeiten wollen. Die folgende Übung hilft Ihnen dabei, dies zu erkennen, denn sie zeigt Ihnen, was Sie bei der Arbeit wirklich genießen.

Setzen Sie sich an einem ruhigen Ort bequem hin und nehmen Sie sich einige Augenblicke Zeit, um ruhig zu atmen und zu entspannen. Schließen Sie die Augen und stellen Sie sich folgende Frage:

Wenn jetzt ein Wunder geschieht und ich öffne meine Augen und habe die perfekte Arbeit für mich, wie sähe

*die dann aus? Was würde ich die nächsten 24 Stunden
machen?*

Denken Sie genau darüber nach, was passieren würde, und planen Sie jede Stunde des Tages genau nach Ihrem Geschmack und Ihren Vorlieben.

Geht es um eine Erweiterung Ihrer aktuellen Arbeit, vielleicht nur ein Stück von dem entfernt, wo Sie sich bereits befinden? Oder unterscheidet sich Ihr Traumjob so eklatant von Ihrem gegenwärtigen Job, dass Sie überhaupt keine Ahnung haben, wie Sie das bewerkstelligen können? Sie verfügen bereits über alles, was Sie für Ihren Traumjob benötigen, egal wie viele Herausforderungen sich Ihnen in den Weg stellen. Arbeiten Sie hart daran, sich Ihrem Traumjob anzunähern.

Durchforsten Sie den Markt für Stellenanzeigen

Sammeln Sie Stellenanzeigen, die Ihrem Traumjob entsprechen oder nahekommen. Manches liegt jetzt vielleicht noch außerhalb Ihrer Reichweite, doch Sie können auch Anzeigen nehmen, die sich ein paar Schritte näher an Ihrem jetzigen Standort befinden. Durch Nachforschungen für Ihre ideale Stelle und das Nachdenken darüber, wie Sie sich darauf vorbereiten können, werden Sie merken, dass Ihr Ziel deutlich realistischer wird.

Das Ziel Ihrer Jobsuche

Was haben Sie in der Übung aus dem vorigen Abschnitt über Ihren Traumjob herausgefunden? In welchem Maße liegt diese Stelle im Augenblick in Ihrer Reichweite? Ihre Strategie bei der Recherche auf dem Arbeitsmarkt hängt davon ab, wie viele

Schritte Sie machen müssen, um Ihren letztendlichen Zielort zu erreichen. Ihr Ziel könnte sein:

✔ **Die Änderung als Selbstzweck.** Im Wesentlichen ist Ihr wichtigster Ansporn für den Wechsel, sich in einer neuen Umgebung wieder neu für etwas begeistern zu können. Sie können diese Änderung recht einfach und schnell hinbekommen, wenn Sie sich innerhalb Ihrer Firma nach anderen Abteilungen umsehen, um eine neue Perspektive zu erhalten. Eine zeitweise Versetzung auf eine andere Position könnte genau das sein, was Ihr Bedürfnis nach einer Veränderung zufriedenstellt.

✔ **Ihre Herausforderung steigern.** Sie wollen auf die nächste Stufe kommen. Beförderung und ein besseres Gehalt könnten für Sie die zentrale Motivation sein. Sie sind bereit, sich der Konkurrenz auf dem Arbeitsmarkt zu stellen, sich neue Anforderungen zu suchen und unter Beweis zu stellen, dass Sie bei einem neuen Arbeitgeber die höhere finanzielle Investition wert sind. Sie sollten sich auf den gesunden Wettbewerb vorbereiten, der vor Ihnen liegt – denken Sie an Ihre Bewerbungsmappe, die Technik für Ihr Vorstellungsgespräch und die erforderlichen Marktrecherchen.

✔ **Ihren Horizont erweitern.** Sie haben sich vorgenommen, langfristig die Bandbreite Ihrer Kenntnisse und Fertigkeiten zu erweitern. Dieses Karriereziel könnte längere Zeit benötigen, weil Sie eine Reihe von Faktoren zu ändern haben und zeigen müssen, dass Sie sich einem völlig neuen Arbeitsbereich anpassen können.

Für die Anerkennung Ihrer Arbeit sorgen

Jeder von uns möchte ab und zu spüren, dass seine Arbeit wertvoll ist. Doch es kann recht schwierig sein, Rückmeldungen zu geben und zu erhalten. Manchmal fürchten Sie, ein Problem anzusprechen, oder sind peinlich berührt bei der Vorstellung, überschwängliches Lob zu geben oder anzunehmen.

Viele Probleme bei der Arbeit werden von Menschen verursacht, die hoffen, dass das Problem verschwindet oder dass sie kein »Gut gemacht« zu sagen brauchen, weil es ja offensichtlich ist, dass Sie gute Arbeit geleistet haben. Allerdings belegen Studien, dass sogar negative Rückmeldungen, die schlecht übermittelt werden, besser als vollständig fehlende Rückmeldung sind.

 Wenn Sie sich selbst dazu anhalten, Rückmeldungen (Feedback) zu geben oder anzunehmen, hilft das nicht nur bei der Entwicklung Ihrer beruflichen Fähigkeiten, sondern erweitert auch Ihr eigenes Selbstbewusstsein, Ihr Einfühlungsvermögen und die Fähigkeit zum Entwickeln eigener Lösungen.

Rückmeldungen erhalten

Versuchen Sie, Ihre persönliche Beurteilung als eine kostenlose und sehr wirksame Sitzung zu betrachten, die Ihnen in Ihrer eigenen Entwicklung hilft. Helfen Sie dem Mitarbeiter aus der Personalabteilung, die Sitzung auf Ihre Bedürfnisse zuzuschneiden. So können Sie viel mehr aus Ihrer Beurteilung ziehen und auch einen vorausschauend denkenden, professionellen Eindruck vermitteln.

Stellen Sie sich die folgenden Fragen:

✔ Bei welchen Gelegenheiten kann ich im Beruf ein formales Feedback erhalten? Wie kann ich für mehr Gelegenheiten sorgen, um konstruktive Rückmeldungen zu erhalten?

✔ Welche Vorteile habe ich aktuell von einem formalen beruflichen Feedback?

✔ Auf einer Skala von 1 bis 10: Wie sehr genieße ich diese Art von Rückmeldung und fühle mich dadurch auch motiviert?

✔ Wie kann ich formale Personalgespräche zu meinem Vorteil nutzen und mich dadurch sogar noch mehr motivieren lassen?

 Nun folgen drei Vorschläge, wie Sie aus Ihren formalen Personalgesprächen mehr herausholen können:

✔ Wenn Sie nervös oder ängstlich sind, sollten Sie das beizeiten erklären, damit der zuständige Mitarbeiter aus der Personalabteilung Wege finden kann, um Sie beruhigen zu können.

✔ Seien Sie sich rechtzeitig über die Ausrichtung der Feedback-Sitzung klar und bereiten Sie dafür relevante Unterlagen vor. Wenn Sie Fakten zur Hand haben, verschwenden Sie weniger Zeit und sorgen für einen guten Eindruck.

✔ Bitten Sie um spezielle Verhaltensbeispiele (gute und schlechte) und eine Erklärung, warum genau dieses Verhalten den Erwartungen (nicht) entsprochen hat. Fragen Sie nach Vorschlägen, wie Ihre Leistung zukünftig aufrechterhalten beziehungsweise verbessert werden kann.

Feedback für Selbstständige (und alle anderen)

Als Selbstständiger können Sie über Nachfragen bei Kunden und anderen beruflichen Kontakten einen Feedback-Prozess zur Qualitätssicherung einrichten. Hier folgen einige Fragen, die Sie sich selbst einmal jährlich stellen können:

✔ Wo lagen im vergangenen Jahr meine Erfolge? Was hat mich am meisten inspiriert?

✔ Was waren meine größten Herausforderungen und wie habe ich sie bewältigt? Was waren meine größten Hindernisse und was habe ich daraus gelernt?

✔ Was denken meine Kunden über mich, mein Geschäft und meine Produkte beziehungsweise Dienstleistungen? (Fragen Sie sie danach!)

✔ Wie denken meine Geschäftspartner und anderen beruflichen Kontakte über unsere Arbeitsbeziehung? (Fragen Sie sie!)

✔ Welche Fähigkeiten habe ich entwickelt und was habe ich über mich selbst gelernt?

✔ Welche neuen persönlichen Ziele kann ich mir für das kommende Jahr vornehmen?

✔ Welche Unterstützung brauche ich?

✔ Woran kann ich meinen Erfolg messen?

Ein Blick in die Zukunft

Ein Fortschritt in Ihrem Berufsleben muss nicht immer mit dem Erklimmen einer Sprosse auf der Karriereleiter einhergehen. Bei solchen Fortschritten kann es eher darum gehen, Wege zu finden, um bei Ihrer Tätigkeit angeregt zu bleiben oder mal gelegentlich einen Umweg zu nehmen, um sich selbst wieder mit Energie aufzutanken.

 Die drei folgenden Dinge können Sie täglich überdenken, um Ihren Fortschritt zu messen:

✔ **Was waren meine heutigen »Gewinne«?** Dabei kann es um das erfolgreiche Verhandeln mit einem Lieferanten gehen oder das Einhalten eines wichtigen Termins.

✔ **Was habe ich heute gelernt?** Vielleicht konnten Sie Ihre Fähigkeiten verbessern, neue Dinge lernen oder einen Weg finden, den Sie nicht nehmen wollen!

✔ **Was kann ich als Folge des heutigen Tages ändern?** Möglicherweise kümmern Sie sich um Ihr Zeitmanagement, weil Sie beim Einhalten eines Abgabetermins unter Druck gekommen sind, oder Sie beschließen, dass Sie in zukünftige Verhandlungen mit mehr Nachdruck einsteigen wollen, um Ihr Selbstvertrauen zu stärken.

Halten Sie Ihre Antworten schriftlich fest, um sich alles später noch einmal in Erinnerung zu rufen. Durch diese kleinen täglichen Erfolge, Lernerfahrungen und wesentlichen Schritte, die Sie in Ihren Arbeitsalltag integriert haben, nimmt Ihre Kraft zu.

Die meisten schönen Momente stammen aus Begegnungen mit Menschen, die Sie lieben, die Sie anregen und mit denen Sie sich freuen können. Ein Gleichgewicht zwischen dem Geben und Nehmen in Beziehungen zu finden, ist nicht einfach und eine der größten Quellen von Unzufriedenheit, wenn in diesem Punkt Schieflage herrscht.

Beziehungen kann man drei Kategorien zuordnen:

1. **Ihre Familie und Ihr Partner**

2. **Ihre Freunde und Ihre Kollegen bei der Arbeit**

3. **Ihre Kontakte im sonstigem sozialen Leben**

Dieses Kapitel hilft Ihnen bei der Beurteilung, was Sie aus der Beziehung zu anderen erhalten wollen, und ermutigt Sie, die Rollen zu definieren, die Liebe, Freundschaft und Gemeinschaft in Ihrem Leben spielen sollen.

Eine Beziehung zu sich selbst aufbauen

Wenn es um Beziehungen geht, ist die einzige konstante Beziehung, die Sie haben, die mit und zu sich selbst. Familienmitglieder und Freunde sind nicht immer verfügbar, Partner können wechseln, Ihre Kinder werden erwachsen und Ihre Beziehung zu ihnen ändert sich.

Sie können mit all dem fertig werden und akzeptieren, dass sich alles im Laufe der Zeit ändert – solange Sie Vertrauen in sich selbst besitzen.

Wenn Ihr Selbstbewusstsein stark ist, fühlen Sie sich in Ihrer eigenen Haut wohl und haben nicht das Bedürfnis, sich dauernd zu zerstreuen und abzulenken durch Dinge, die die allgemeine Qualität Ihres Lebens nicht steigern. Wenn Sie kein Selbstwertgefühl entwickeln, egal wie sehr Sie sich auch darum bemühen, die in Ihrem Leben wichtigen Personen zu erfreuen, werden Sie merken, dass Sie keine echte Verbindung zu ihnen aufbauen können.

Selbstwertgefühl können Sie trainieren. Wenn Sie sich darauf konzentrieren, an Ihrem Selbstwertgefühl zu arbeiten, sorgen Sie auch für Erfolge in vielen anderen Bereichen Ihres Lebens.

 Nehmen Sie sich Zeit und Ruhe für diese Übung und schreiben Sie die Antworten in Ihr Tagebuch, damit Sie Ihren weiteren Fortschritt bei der Entwicklung des Selbstwertgefühls verfolgen können. Stellen Sie sich die folgenden Fragen:

✔ **Bedeutende Frage:** Wie soll die Beziehung sein, die ich mit und zu mir selbst haben möchte?

✔ **Persönlicher Stil:** Welche Faktoren bauen mein Selbstwertgefühl auf? Welche Faktoren untergraben es?

✔ **Überzeugungen:** Welche Überzeugungen über mich selbst halten mich davon ab, mich selbst und meine Fähigkeiten wertzuschätzen?

Die Säulen des Selbstwertgefühls

Echtes Selbstwertgefühl entstammt einer Mischung aus einem gesunden Respekt für sich selbst und einem reifen Verständnis für die eigene Rolle in der Welt. Ich fasse die sechs Säulen des Selbstwertgefühls zusammen:

✔ **Bewusst leben:** Sich über die Macht der eigenen Gedanken und darüber, wie sich Verhalten auf einen selbst und andere auswirkt, bewusst zu sein.

✔ **Sich selbst annehmen:** Zu wissen, dass man neben Erfolgen und Weiterentwicklung auch mit Rückschlägen und Fehlern fertig werden muss.

✔ **Eigenverantwortlich leben:** Die Verantwortung für das eigene Handeln übernehmen, auch wenn das schmerzlich ist.

✔ **Sich selbstsicher behaupten:** Die eigenen Bedürfnisse zu kennen und in der Lage zu sein, sie klar, eindeutig und ruhig anderen zu vermitteln.

✔ **Zielgerichtet leben:** Das Gefühl zu haben, dass das eigene Tun (nicht nur bei der Arbeit) wertvoll und für das eigene Leben bedeutsam ist.

✔ **Persönliche Integrität:** Die eigenen Werte zu kennen und stets daraufhin ausgerichtet zu leben.

✔ **Motivation:** Wie wirkt es sich auf mein Selbstwertgefühl aus, wenn ich mich meinen wichtigsten Werten entsprechend verhalte? Was ist in dieser Hinsicht für mich das Gegenteil?

✔ **Was funktioniert:** Was ist am Niveau meines momentanen Selbstwertgefühls gut? Was möchte ich ändern?

✔ **Möglichkeiten erforschen:** Welche Handlungen und Entscheidungen helfen mir dabei, ein starkes Selbstwertgefühl aufzubauen? Welche passen zu meinen Neigungen, welche finde ich besonders ansprechend?

✔ **Aktiv werden:** Worin besteht mein erster Schritt? Woher weiß ich, dass ich Fortschritte mache? Was kann ich machen, um sie zu feiern?

Ihren Seelenverwandten finden

Wenn Sie ein gesundes Selbstwertgefühl haben, können Sie sich für Beziehungen entscheiden, die sich gesund und reif anfühlen. Hängen Sie einem Ideal romantischer Liebe an, das vielleicht unrealistisch ist? Haben Sie das Gefühl, vergeblich nach Ihrem Traummann oder Ihrer Traumfrau Ausschau zu halten?

Wenn diese Suche für Sie eine Quelle der Unzufriedenheit ist, sollten Sie darüber nachdenken, was eine Beziehung Ihnen geben kann, was Sie nicht schon bereits haben oder woanders bekommen können.

Finden Sie heraus, was Sie wirklich suchen

Wenn Sie nach Trennung oder Verlust allein sind, wissen Sie vielleicht nicht, wie Sie diese Lücke in Ihrem Leben füllen sollen. Je mehr Klarheit Sie darüber haben, warum Sie einen Partner suchen, desto besser sind Sie darauf vorbereitet, die richtige Art von Beziehung mit der richtigen Person zu knüpfen.

Wenn Sie also schnell wieder auf die Suche gehen und aufs romantische Beziehungskarussell aufspringen, kann das Ihrem Selbstvertrauen genau den richtigen Kick geben. Doch Sie müssen auch berücksichtigen, dass Sie vielleicht noch nicht wieder bereit für eine ernsthafte Beziehung sind und es auch Vorteile hat, einige Zeit allein zu bleiben, um herauszufinden, was Sie von Ihrem neuen Lebensstil bewahren wollen.

 Es folgen einige Vorschläge, um herauszufinden, ob es eines Ihrer Lebensziele ist, jemanden zu treffen, mit dem Sie das Leben teilen können:

✔ **Überprüfen Sie sorgfältig Ihre Überzeugungen.**

Hängen Sie einem romantischen Traum nach, dass es nur eine einzige Person für Sie gibt und dass Sie es sofort wissen, wenn Sie Ihrem Seelenverwandten begegnen? Welchen Druck übt diese Überzeugung auf Sie und die Freundschaften aus, die Sie gerade aufbauen? Würde es helfen, wenn Sie diese Überzeugung ändern, um Ihren möglichen Seelenverwandten klar zu erkennen, der nebenan wohnt oder im Nachbarbüro arbeitet?

✔ **Machen Sie sich Gedanken darüber, wo Sie nach Ihrem Seelenverwandten suchen können.**

Die Partnersuche übers Internet funktioniert für manche Leute zum Beispiel ganz wunderbar, und für andere ist sie eine völlige Katastrophe. Achten Sie auf die Muster, die Ihnen widerfahren, und wenn Sie stets die gleiche Art schlechter Ergebnisse erhalten, sollten Sie überlegen, ob Sie im falschen Teich fischen. Probieren Sie es mal mit einem anderen Gewässer.

✔ **Der Mensch, nach dem Sie suchen, soll einige der für Sie wichtigsten Leidenschaften teilen, also sollte er (oder sie) auch Ihre Leidenschaften leicht erkennen können.**

Wenn Sie liebend gerne lesen, können Sie einem Buchklub beitreten. Vielleicht treffen Sie dort keinen Partner für romantische Liebe, doch Sie lernen womöglich ein paar gute Freunde kennen. Und wer weiß, mit wem Sie dann bekannt gemacht werden.

✔ **Glauben Sie nicht, dass alle Ihre Freunde mit ihren Lebenspartnern glücklich und zufrieden sind, während Sie noch ein Singledasein fristen.**

Jede Lebensentscheidung birgt ihre Höhen und Tiefen, und Ihre Freunde in festen Beziehungen beneiden Sie vielleicht um die Freiheit und den Spaß Ihres Singledaseins. Denken Sie daran, dass die Lust am Leben eine der attraktivsten Qualitäten überhaupt ist, egal ob Sie auf der Suche nach Liebe oder nach Freundschaft sind.

Eine starke Partnerschaft aufbauen

Wenn Sie in einer festen Beziehung leben, fragen Sie sich da manchmal, wie Sie die gegenseitige Hingabe bei all dem Druck, den Belastungen und den Versuchungen des modernen Lebens aufrechterhalten können? Die folgende Übung hilft Ihnen dabei, die Bereiche der Stärke und den Raum für Verbesserungen in Ihrer Beziehung zu erkennen.

Trainieren Sie sich in einer engagierten Beziehung, indem Sie sich selbst diese Fragen stellen:

✔ **Wichtige Eröffnungsfrage:** Wie gehe ich damit um, gegenseitige Liebe und Respekt in unserer Beziehung zu bewahren?

✔ **Persönlicher Stil:** Welche Verhaltensweisen haben wir gemeinsam? Welche Verhaltensweisen bei mir und meinem Partner/meiner Partnerin führen zu Differenzen oder Spannungen?

✔ **Überzeugungen:** Welche Überzeugungen über mich selbst und wie meine Beziehung sein sollte, führen dazu, dass ich etwas zurückhalte, beschuldige oder mich selbstsüchtig verhalte?

✔ **Motivation:** Welche Ziele, Werte und Ansichten haben wir gemeinsam?

✔ **Was funktioniert:** Welche schönen Dinge gibt es in unserer Beziehung? Was kann verbessert werden? Was funktioniert nicht so gut? Was muss geändert werden?

✔ **Möglichkeiten erforschen:** Wie kann ich damit anfangen, etwas zu ändern? Welche Möglichkeiten sind für uns beide am naheliegendsten?

✔ **Aktiv werden:** Worin besteht unser erster Schritt? Woher wissen wir, dass wir Fortschritte machen? Was können wir machen, um sie zu feiern?

> ### Eine Beziehung beenden
>
> Eine der am schwersten zu treffenden Entscheidungen ist es, eine Beziehung zu beenden, vor allem wenn Kinder davon betroffen sind. Egal wie überzeugend die Gründe für eine Trennung sind, sie wird Ihnen wehtun. Sie müssen darauf achten, dass während des ganzen Prozesses für alle Beteiligten Schutz und Unterstützung zur Verfügung steht.

Die Familienbande pflegen

Nahestehende Familienmitglieder gehören wahrscheinlich zu den Menschen, die bei Ihnen das Beste und das Schlechteste hervorbringen können. Geschwister können Sie manchmal in den Wahnsinn treiben, und die Beziehungen zwischen Eltern und Kindern können nervenaufreibend sein, doch in Krisenzeiten erweisen sich die Bande, die Sie mit Ihren Liebsten verbinden, oft als die stärksten.

Welche Rolle übernehmen Sie im Kräftespiel Ihrer Familie? Welchen Part müssen Sie spielen, damit Ihre Beziehung sich reif und erwachsen weiterentwickelt und damit alle Parteien akzeptieren, dass Veränderungen unausweichlich sind? Wie können Sie Ihre Energien so einsetzen, dass Ihre Familie keine Quelle der Spannung und Schauspielerei ist, sondern unterstützend und anregend wirkt?

Familiäre Grundregeln festlegen

Wenn Sie eine Firma führen oder in einem Team arbeiten, sind Sie es gewöhnt, sich über Grenzen zu verständigen, die zu einem harmonischen Miteinander beitragen sollen. Warum sollten Sie nicht das Gleiche mit Ihrer Familie machen?

Nehmen Sie das Folgende als Ausgangspunkt für Ihre eigene familiäre Grundsatzerklärung.

✔ **Vermeiden Sie Schuldzuweisungen.**

Sich selbst anzuklagen oder andere zu beschuldigen, sie würden Ihren Tag ruinieren, ist kaum die beste oder erfreulichste Möglichkeit. Versuchen Sie herauszufinden, was wirklich los ist, wenn die Spannungen zunehmen, und achten Sie auf die Gefühle hinter den Aktionen.

✔ **Achten Sie auf Ihre Sprache.**

Aussagen wie »Du machst mich total sauer« kommen vielleicht aus tiefstem Herzen, doch sie sind nicht mal sonderlich genau. *Sie* entscheiden sich für Ihr Gefühl und *Sie* steuern, wie Sie es ändern können, und das manchmal innerhalb eines Augenblicks. Erkennen Sie an, dass Sie die Hauptrolle dabei spielen, Ihre eigenen Gefühle zu schaffen, und das sollte auch Ihre Ausdrucksweise widerspiegeln, indem Sie keinem anderen Schuld zuweisen.

✔ **Entwerfen Sie Rückzugsstrategien, wenn die Dinge aus dem Ruder laufen.**

Meinungsverschiedenheiten und Konflikte können einfach deswegen außer Kontrolle geraten, weil niemand weiß, wie sie zu einem Ende zu bringen sind. Halten Sie eine Strategie bereit, die Sie nutzen können, wenn das, was als freundliche Meinungsverschiedenheit begann, zu einem handfesten Krach auszuarten droht. Dabei könnte es darum gehen, hitzigen Diskussionen eine zeitliche Begrenzung zu geben und sich auf Phasen zum Abkühlen zu verständigen.

Freundschaften pflegen

Freunde können kommen und gehen – vielleicht haben Sie zu
einigen den Kontakt verloren, sich mit anderen verkracht und
kümmern sich darum, mit neuen Menschen Freundschaft zu
schließen. Egal wie Sie mit Ihren Freundschaften umgehen,
sie stellen einen wesentlichen Teil Ihres Lebens dar. Doch es
kann auch zu einer echten Herausforderung werden, Freundschaften lebendig zu halten. Ehe man sich versieht, hat man
sich schon meilenweit auseinandergelebt.

 Man bewahrt Freundschaften, wenn beide Seiten das,
was sie wollen und brauchen, aus der Beziehung
schöpfen können. Manchmal reicht es schon zu wissen, dass Menschen für einen da sind, wenn man sie
braucht. Doch zu anderen Zeiten könnte Ihnen Ihr
Kopf sagen, dass es gut wäre, Ihrem vertrauten besten Freund ein wenig mehr Zeit zu schenken.

Die drei Ebenen der Kommunikation

Was erhalten Sie aus Ihren Freundschaften? Was Sie mitteilen,
wenn Sie mit Ihren Freunden sprechen, bestimmt oft die Qualität dieser Freundschaft. Die drei wichtigsten Ebenen einer
freundschaftlichen Kommunikation sind:

✔ **Ebene 1:** Sie sprechen über das Wetter, Promiklatsch,
Ihren letzten Urlaub oder den Wagen, den Sie sich gerne
kaufen würden. Sie kommen mit dieser Person vielleicht
gut zurecht, doch Sie haben noch kein starkes gegenseitiges Vertrauen aufbauen können.

✔ **Ebene 2:** Sie sprechen über Ihr inneres Geschehen und
Gefühle, Sorgen und Ängste. Vielleicht machen Sie sich

Sorgen um Ihren Arbeitsplatz oder Sie haben beide Interesse an einem bestimmten Hobby. Sie finden, diese Person unterstützt und regt Sie an, und Sie spüren eine gute Übereinstimmung mit ihr.

✔ **Ebene 3:** Sie teilen die Dinge mit, die Ihnen am wichtigsten sind: Ihre Werte und Überzeugungen, Hoffnungen für die Zukunft und den Sinn Ihres Lebens. Sie haben ein starkes gegenseitiges Vertrauen und sind wohl auf ziemlich gleicher Wellenlänge bei den Dingen, die dem jeweils anderen am wichtigsten sind.

 Einige Ihrer Freunde werden wohl das ganze Leben lang auf der Ebene 1 bleiben. Und mit manch neuem Freund gehen Sie sehr schnell zur Ebene 3 über. Schauen Sie sich einmal an, auf welchen Ebenen sich Ihre aktuellen Freundschaften bewegen. Erkennen Sie ein Ungleichgewicht? Haben Sie einen Freund, der mit Ihnen auf Ebene 3 kommuniziert, während Sie zurückhaltender sind und auf Ebene 1 bleiben (oder umgekehrt)? Welche Auswirkungen hat das auf Ihre Freundschaft?

In Kontakt bleiben

Denken Sie darüber nach, wie Sie Ihre Freundschaften pflegen. Einige sind vielleicht auf der Strecke geblieben, als der Kontakt eingeschlafen ist oder Sie weggezogen sind, oder Sie haben jemanden wegen eines heftigen Streits oder einer Meinungsverschiedenheit verlassen, die damals sehr schmerzlich war.

Natürlich halten nicht alle Freundschaften ein Leben lang, doch manchmal fallen sie schlicht den Lebensumständen zum

Opfer. Denken Sie an die Freunde, mit denen Sie jetzt Ihre Zeit verbringen, und prüfen Sie, ob diese Beziehungen gesund und förderlich sind.

> *»Wir müssen uns bald mal wieder treffen!«*
> Werden Sie hellhörig, wenn Sie selbst diesen Satz sagen! Legen Sie es darauf an, Zeit und Ort zu verabreden, damit Sie nicht beide dahintreiben und plötzlich merken, dass wieder ein Jahr ohne ein Treffen vergangen ist.

Vielleicht ist die Zeit für Sie gekommen, um die Freundschaften in Ihrem Leben neu zu ordnen. Welche Kernbereiche gibt es dabei für Sie? Geht es darum, sich mehr um die Freunde, die Sie unterstützen, zu kümmern und sich weiterzuentwickeln, oder den Abstand zu solchen zu vergrößern, die Ihnen Energie abziehen, oder zu überlegen, wie Sie zu jenen Brücken aufbauen können, deren Bild langsam zu verblassen droht?

 Für diese Übung schreiben Sie Briefe an vier Menschen aus Ihrem gegenwärtigen Leben und aus Ihrer Vergangenheit:

✔ Eine Freundschaft, die schlimm geendet hat – vielleicht wegen eines Vertrauensbruchs oder verletzter Gefühle

✔ Jemanden, zu dem Sie einfach den Kontakt verloren haben

✔ Ein guter Freund oder eine gute Freundin, die für Sie oft zu selbstverständlich ist

✔ Jemanden, mit dem Sie momentan Zeit verbringen, doch der oder die dazu neigt, Ihre negativen Gedanken zu nähren

Schicken Sie diese Briefe nicht ab! Nutzen Sie sie stattdessen, um für sich folgende Fragen zu beantworten:

✔ Was erhalte/erhielt ich aus dieser Freundschaft?

✔ Was kann anders werden?

✔ Wie kann ich jetzt mit dieser Person in Kontakt sein?

Vielleicht beschließen Sie, dass Sie einiges von dem, was Sie in den Briefen geschrieben haben, mitteilen wollen.

Für neue Freundschaften offen bleiben

Manche Menschen haben lieber ein paar enge, lebenslange Freunde, während andere danach streben, einen großen Freundes- und Bekanntenkreis zu haben. Wie dem auch sei, es kann im Laufe der Jahre etwas einschlafen, sich auf neue Freunde einzulassen. Doch denken Sie an folgende Vorteile, wenn Sie für neue Freunde offen bleiben:

✔ Alle Beziehungen beruhigen und stabilisieren sich im Laufe der Zeit, und neue Menschen, die zu Ihrem Kreis stoßen, können wieder frischen Wind in das ganze System bringen.

✔ Sie verändern sich, wenn Sie es schaffen, zufriedener, ausgeglichener und erfüllter zu werden, also wird sich bei Ihnen wahrscheinlich auch die Bandbreite erweitern, welche Menschen Sie als möglichen Freund oder Freundin anziehen.

✔ Wenn Sie selbstbewusster werden, begrüßen Sie auch eher die Herausforderungen und Anregungen durch Menschen, die sich komplett von Ihnen unterscheiden.

✔ Wenn Sie unter Ihrer Scheu leiden, sollten Sie daran denken, dass die Menschen selten mitbekommen, wie Sie sich innerlich fühlen. Setzen Sie sich also nicht unter Druck, besonders faszinierend und interessant zu sein – Sie sind das bereits und drücken dies nur anders aus.

Produktive Netzwerke aufbauen

Ihre Netzwerke sind ganz einzigartig, und wenn Sie sich die Zeit nehmen, produktive Beziehungen zu Menschen außerhalb des engsten Freundeskreises aufzubauen, kann sich das wirklich auszahlen.

 Zufallsbekanntschaften, Nachbarn und Arbeitskollegen können zu guten Freunden werden – und auch wenn das nicht der Fall ist, wird das Getriebe Ihres Alltags doch ein wenig geschmiert, wenn Sie in die Menschen um sich herum investieren.

Den Einflusskreis erweitern

Je mehr Menschen es gibt, mit denen Sie in einem positiven, gegenseitig hilfreichen Kontakt stehen, desto mehr Unterstützung können Sie bei Bedarf erwarten. Nicht bei allem, was Sie in Ihrem Leben erreichen wollen, haben Sie die Macht, es allein zu verwirklichen, egal wie unabhängig Sie auch sind. Wenn Wissen Macht ist, dann verfügen andere oft über das Wissen, das Sie brauchen.

Betrachten Sie mal einen Augenblick, wo Ihr Einflusskreis bereits recht weit gespannt ist. Vielleicht geben Sie sich bei der Arbeit schon die Mühe, die Leute in anderen Abteilungen oder Niederlassungen kennen zu lernen, oder Sie verstehen sich besonders darauf, Kontakte zu Kunden oder Geschäftspartnern aufzubauen. Führen Sie den persönlichen Kontakt mit einigen dieser Menschen weiter, wenn Sie den Betrieb verlassen? Vielleicht können Sie nicht mit jedem in Kontakt bleiben, doch vielleicht lohnt es sich bei ein paar wichtigen Menschen, zu denen Sie eine gute Beziehung aufgebaut haben, weiter den Kontakt zu pflegen.

Der Einflusskreis

Ihr *Einflusskreis* umfasst all die Menschen, mit denen Sie in Ihrem Leben Kontakt haben – von denen, die Ihnen ganz nahe stehen, bis zu den Zufallsbekanntschaften. Sie berühren oder beeinflussen das Leben all dieser Menschen auf irgendeine Weise, und sie machen das Gleiche bei Ihnen.

Bei dieser Übung steht Ihr Einflusskreis im Mittelpunkt. Nehmen Sie sich ein großes Stück Papier und tragen Sie Ihren Einflusskreis dort ein (siehe Abbildung 5.1). Vergeben Sie aussagekräftige Namen.

Treten Sie einen Schritt zurück und schauen sich die Menschen in Ihrer Welt an. Um welche Bereiche sollten Sie sich kümmern? Wie könnten Sie Ihren Einflusskreis erweitern, wenn Sie das wünschen?

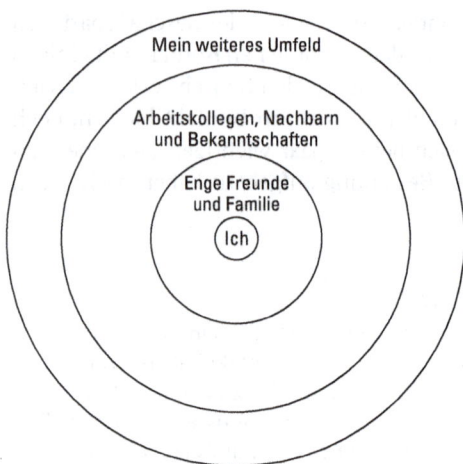

Abbildung 5.1: Ihr Einflusskreis

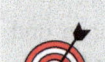 *Mit Schwung netzwerken*

Beim *Networking* – also der Situation, neue Menschen kennen zu lernen und sie zum gegenseitigen Vorteil in Ihren Kreis aufzunehmen – geht es nicht nur darum, geschäftlich nutzbringende Kontakte zu finden. Sie können Ihre in Netzwerken gewonnenen Fähigkeiten bei jeder neuen sozialen Situation einsetzen – einer Party, einer Spendenaktion oder dem Plausch mit anderen Eltern, wenn Sie die Kinder zur Schule bringen.

Körperliches, geistiges und emotionales Wohlbefinden

In diesem Kapitel

✔ Für gute Gesundheit sorgen

✔ Sich um Leib und Leben kümmern

✔ Der Seele geben, was sie braucht

Bei guter Gesundheit geht um mehr als nur um körperliche Fitness oder um das Ausbleiben von Krankheit. Um sich in Topform zu fühlen, müssen Sie auch mental völlig gesund sein – indem Sie mit dem Stress und Druck des Alltags fertig werden.

Um ausgeglichen zu leben, müssen Sie auf Ihre emotionale Gesundheit achten und Ihre Gefühle prüfen, anstatt sich von ihnen überwältigen zu lassen. Bei Ihrer Gesundheit geht es sowohl darum, dass Sie sich um Ihren Körper kümmern, als auch um den Aufbau einer mentalen und emotionalen Widerstandsfähigkeit. Änderungen in anderen wirklich großen Lebensbereichen sind oft erst dann möglich, wenn Sie als Basis über eine gute Gesundheit verfügen.

Die Ziele für Ihre Gesundheit definieren

Bei der Wahl Ihrer gesundheitlichen Ziele sollten Sie sich Folgendes überlegen:

✔ **Was ist für mich hinsichtlich meiner Gesundheit momentan besonders wichtig?** Vielleicht suchen Sie nach etwas, was Ihre Energie stärkt, anstatt sich kurzfristig auf das Abnehmen wegen eines bevorstehenden Urlaubs zu konzentrieren.

✔ **Was muss bei mir geschehen, damit ich mich gesund fühle?** Heißt »gesund sein« für Sie, richtig Gas geben zu können? Oder möchten Sie Ihrem Körper Ruhe gönnen und sich durch sanftes Training und Meditation um Ihr seelisches und geistiges Wohlbefinden kümmern?

✔ **Wie viel Zeit will ich meiner Gesundheit und meinem Wohlbefinden widmen?** Es braucht Zeit und Mühe, fit zu werden und Fitness zu bewahren. Überlegen Sie sich, wie viel Zeit Sie täglich oder wöchentlich einräumen wollen und können.

✔ **Welche alten Überzeugungen könnten mir im Wege stehen, wenn ich an meine gesundheitlichen Ziele denke?** Vielleicht meinen Sie, es sei unmöglich, das Rauchen aufzugeben, weil in der Familie alle rauchen.

✔ **Wovor verschließe ich eventuell hinsichtlich meiner Gesundheit die Augen?** Möglicherweise kleiden Sie sich so geschickt, dass überflüssige Pfunde gut kaschiert werden, und verbieten allen, von Ihnen Fotos zu machen, damit Sie sich der Realität nicht zu stellen brauchen.

✔ **Was wünsche ich mir in Zukunft für meine Gesundheit und mein Wohlbefinden?** Vielleicht wollen Sie mit Ihren Kindern aktiv sein oder einfach ohne Krankheiten Ihr Leben genießen können.

Sich über die Motivation klar werden

Wenn Ihre Motivation stimmt, können Sie sich sogar sehr anspruchsvolle Gesundheitsziele vornehmen. Es wird nun Zeit zu schauen, warum Sie gesund sein wollen.

 Denken Sie zunächst an Ihre zentralen Werte. Wenn Sie die Gesundheitsziele mit Ihren anderen Werten verknüpfen, werden Sie mit viel größerer Wahrscheinlichkeit motiviert sein, Ihr Ziel zu erreichen.

Wie kann die Gesundheit für Sie förderlich sein bei dem Wunsch, ein gutes Leben führen zu wollen? Inwiefern verhindert schlechte Gesundheit, dass die Familie für Sie ein zentraler Wert ist? Sind Sie ohne gute Gesundheit optimal darauf vorbereitet, Ihre Familie zu unterstützen und Ihren Lebensstil zu genießen?

 Wenn Sie sich auf die Vorteile konzentrieren, gesünder zu sein, ist das die effektivste Strategie, doch Sie können schneller auf den Punkt kommen, wenn Sie sich die negativen Konsequenzen aller Gesundheitsentscheidungen klarmachen.

Suchen Sie die innere Motivation

Eine Veränderung muss von innen heraus kommen, und obgleich die Meinung anderer Leute positiv sein kann, werden diese Meinungen Sie nicht durch die vor Ihnen liegenden Herausforderungen tragen. Sie werden Ihre Gesundheitsziele leichter erreichen, wenn Sie sich mit Ihren Entscheidungen wohlfühlen: Daher sollten Sie aus eigenem Antrieb handeln, anstatt von anderen getrieben zu werden.

Für Ihren Körper sorgen

Die meisten Menschen neigen dazu, das Positive an ihrem eigenen Körper zu unterschätzen und sich auf die Bereiche zu konzentrieren, die ihnen nicht passen.

 Wenn Sie nicht gerade beschließen, dass eine radikale Schönheitsoperation Teil Ihrer Strategie sein soll (und ich benutze absichtlich das Wort »radikal«), können Sie Ihren Körper nicht einfach so ändern. Der Körper, den Sie seit der Geburt haben, reicht wunderbar in seiner Form und Funktion, ohne dass es vieler Benutzereingriffe bedarf.

Ihr Körper verdient Respekt und liebevolle Fürsorge. Tauschen Sie negative Gedanken über Ihren Körper durch positive aus. Statt sich selbst wegen Ihres Rettungsrings madig zu machen, sollten Sie an Ihre starken Armmuskeln denken. Was können Sie bereits mit Ihrem Körper machen, haben und sein?

Nur den besten Kraftstoff für den Körper

Wie sollten Sie sich ernähren, um gesund zu bleiben? Experten und Medien bieten so verwirrende (und oft widersprüchliche) Ratschläge zur Ernährung, dass viele diese Ratschläge einfach ignorieren. Oder Sie werden zum Diätjunkie und probieren eine unglaublich wirkungsvolle Promidiät nach der anderen aus.

 Abnehmen ist nur ein Aspekt der Krankheitsvorsorge. Ihre Entscheidung hinsichtlich Ihrer Ernährung kann sich auch auf Ihre Stimmung und Ihr Energieniveau auswirken, mit Allergien verbunden sein oder sich auf Asthma auswirken. Was Sie zu sich nehmen, kann wertvolle Nahrung, aber auch Gift sein, und das hängt davon ab, was und wie Sie essen oder ob Sie dabei Missbrauch treiben.

Ich esse ... aber gesund?

Die meisten Ernährungsexperten empfehlen, dass man industriell hergestellte Nahrung vermeiden, viel Wasser trinken und sich ausgewogen und in Maßen ernähren sollte. Sie müssen sich für den richtigen Kraftstoff für Ihren Körper entscheiden. Überlegen Sie sich folgende Dinge:

✔ **Warum entscheiden Sie sich für bestimmte Nahrungsmittel, von denen Sie wissen, dass sie für Sie ungesund sind?** Plündern Sie eine Pralinenschachtel nach der anderen, wenn Sie sich schlecht fühlen? Oder kommen Sie erst mit Alkohol in Partystimmung?

✔ **Welche Gewohnheiten haben Sie, die eine gesunde Einstellung zum Essen unterstützen?** Nehmen Sie sich Zeit, um in Ruhe ein schönes Essen zu kochen? Genießen Sie Ihr Essen ohne Ablenkung durch das Fernsehen?

✔ **Wie können Sie Ihre Einstellung so ändern, dass Sie dauerhaft Ihre Essgewohnheiten anpassen?**

Diese Übung hilft auf dem Weg zu einer gesunden Ernährung. Stellen Sie sich folgende Fragen und schreiben Sie die Antworten in Ihr Tagebuch:

✔ **Wichtige Frage:** Wie soll meine Beziehung zum Essen und zur Ernährung sein?

✔ **Persönlicher Stil:** Welche Entscheidungen bei meinem Lebensstil wirken sich auf meine Ernährung aus? (Mag ich Geselligkeit, verbringe ich meine Zeit lieber allein, nehme ich alles gelassen hin oder hetze ich durch den Tag?) Inwiefern ist meine Umgebung hilfreich oder hindert sie mich daran, dass ich mich klug entscheide?

✔ **Überzeugungen:** Welche Überzeugungen habe ich bei Essen und Nahrungsmitteln, die nicht gut für meine Gesundheit sind? Welche meiner Essgewohnheiten sind für mich nicht vorteilhaft?

✔ **Motivation:** Wie kann ich eine Ernährungsstrategie entwickeln, die es mir erlaubt, mein Leben entsprechend meiner zentralen Werte zu leben?

✔ **Was funktioniert:** Was ist gut daran, wie ich mich momentan bei meiner Ernährung verhalte? Durch welche Nahrungsmittel fühle ich mich gesund? Welche Bereiche meiner Gesundheit werden durch meine aktuellen Ernährungsgewohnheiten vernachlässigt? Was muss sich für mich ändern, damit ich mich weiterentwickle?

✔ **Möglichkeiten erforschen:** Wie kann ich mich in Sachen Gesundheit und Lebensstil entscheiden? Wie kann ich objektiv bleiben? Wie kann ich den Rat und die Anleitungen überprüfen, die ich bekomme? Welche dieser Möglichkeiten ziehen mich am meisten an und passen zu meinen Neigungen?

✔ **Aktiv werden:** Worin besteht mein erster Schritt in Richtung einer gesunden Ernährung? Wie viel Zeit kann ich der Planung meiner Vorgehensweise widmen? Woher weiß ich, dass ich Fortschritte mache? Was kann ich machen, um sie zu feiern?

Schweiß und Tränen vermeiden: Das optimale Training

Nahrungsaufnahme allein kann lediglich Ihre Widerstandsfähigkeit gegen Krankheiten stärken.

 Ihr Körper ist auf Belastung und »Gebrauch« ausgelegt, und Aktivitäten in Form von körperlichem Training wirken wie das Öl, das die Maschine gut schmiert und in Funktion hält. Wenn Sie sehr moderate Trainingseinheiten in Ihren Alltagsablauf einbauen, schützt Sie das ebenso wirksam vor Krankheiten wie ein anhaltendes und ausgedehntes Fitnessprogramm.

Was hält Sie davon ab, sich für ein Training zu entscheiden? Vielleicht haben Sie wirklich gute Gründe, warum es bei Ihnen nicht so einfach ist, einen Zeitplan festzulegen und durchzuhalten. Doch wenn Sie ehrlich sind, haben Sie wahrscheinlich ein paar Ausreden, warum Sie sich gelegentlich gehen lassen. In Tabelle 6.1 finden Sie einige übliche Begründungen und dazu ein paar Fragen sowie mehrere Bekräftigungen, die Ihnen beim Durchbrechen des Teufelskreises helfen.

Entschuldigung	Fragen
Ich habe einfach keine Zeit fürs Training.	Womit kann ich aufhören, um mir dreimal pro Woche eine halbe Stunde meiner Zeit freizuschaufeln? (Etwa fernsehen oder zu lange aufbleiben, sodass man den Wecker nicht früher stellen kann, um früher aufstehen zu können)

Entschuldigung	Fragen
Training ist langweilig.	Welche Art von Training würde mir Spaß machen? (Zum Beispiel Salsa tanzen, Seil-springen im Garten, Boxen lernen)
Fitnessstudios sind teuer.	Wie kann ich günstig Trainingsgeräte für zu Hause anschaffen und als zusätzliche Motivation meine Freunde dazu einladen?
Ich habe Schuldgefühle, wenn ich mir selbst Zeit einräume.	Wenn ich gesund und fit bin, fühle ich mich so gut, dass ich den mir wichtigen Menschen mehr von mir geben kann.
Beim Training fühle ich mich gehemmt und verlegen.	Niemand schaut mir zu und kann meine Gedanken und Gefühle lesen.

Tabelle 6.1: Überwinden Sie Ihre Ausreden, nicht zu trainieren.

Welche einfache Aktivität können Sie in Ihren Tagesablauf ein-bauen? Was könnte Sie davon abhalten, sich diese Gewohnheit zuzulegen? Wie können Sie sich selbst dabei helfen, sich diese Aktivität anzugewöhnen? Wann können Sie damit anfangen?

Im folgenden Abschnitt finden Sie mehr Tipps zur Wahl der richtigen Trainingsmöglichkeit.

Energie, Stärke und Fitness aufbauen

Wenn Sie bereits recht gesund sind, können Sie sich dazu brin-gen, bei Ihrem Fitnessniveau eine Stufe weiterzukommen. Sie müssen einen höheren Gang einlegen und sich auf ein konti-nuierliches Programm festlegen, mit dem Sie Ihre gewählte Trainingsart 30 bis 60 Minuten an fünf Tagen pro Woche durch-führen, um bei Ihrem Fitnessniveau eine echte Veränderung zu bewirken.

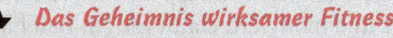
Das Geheimnis wirksamer Fitness

Gutes tägliches Training fordert Sie in Sachen Geschwindigkeit oder Intensität ein wenig heraus und dauert zwischen 15 und 30 Minuten. Sie brauchen nicht Mitglied in einem Fitnessstudio zu werden oder in teure Ausrüstung zu investieren. Sie können zum Beispiel öfter mal einen Spaziergang machen und dabei ein wenig schneller oder weiter gehen, um fitter zu werden. Spazieren gehen ist perfekt für die allgemeine Fitness, weil es die Gelenke weniger belastet als Laufen, weil neben guten, bequemen Schuhen kein weiteres Gerät benötigt wird und es mit anderen angenehmen Aktivitäten mit Familie und Freunden kombiniert oder einfach in die Alltagsroutine eingebaut werden kann.

Warum streben Sie eine bessere Fitness an? Wollen Sie im Alltag vitaler werden, Knochen und Gelenke stärken, mehr Spannkraft haben, sich jünger fühlen und aussehen, Stress reduzieren, bei Spielen mit Ihren Kindern mitmachen können, eine gute Haltung haben? All diese Ziele und noch viel mehr liegen durch eine gut gewählte Fitnessstrategie im Bereich des Möglichen. Wenn Sie all diese Vorteile erreichen wollen, sollten Sie Folgendes im Hinterkopf behalten:

✔ Suchen Sie sich verschiedene Trainingsformen aus.

✔ Setzen Sie sich selbst realistische Langzeitziele.

✔ Akzeptieren Sie, dass Sie einen großen Teil Ihrer Zeit damit verbringen müssen, Ihre Gesundheitsziele zu verfolgen, und das könnte anderes in den Hintergrund drängen.

✔ Wählen Sie die Trainingsform, die für Sie praktikabel ist, Sie inspiriert und motiviert, damit Sie am Ball bleiben.

Mentales und emotionales Wohlbefinden

Aktuelle Untersuchungen über Glück und Zufriedenheit behaupten, dass 20 Prozent dessen, was uns im Leben glücklich macht, auf persönlichen Charaktereigenschaften gründet: zum Beispiel unsere Lebensanschauung, Beweglichkeit, Offenheit für Veränderungen und Belastbarkeit.

Eine »abgehärtete« Persönlichkeit rappelt sich nach Rückschlägen schnell wieder auf und bleibt im Allgemeinen positiv. Ein bestimmter Teil Ihrer Einstellung zum Leben wurde Ihnen vererbt, doch Sie können sehr viel für die Entwicklung Ihrer seelischen und geistigen Gesundheit tun. Sie können Ihr emotionales Wohlbefinden verbessern, weil Sie immer wieder Gedankenmuster und Verhaltensweisen hinterfragen und sich selbst Ziele setzen, die Sie motivieren und für Erfüllung sorgen.

Umgang mit Gefühlen

Fällt es Ihnen leicht, Ihren Gefühlen Ausdruck zu verleihen, oder fressen Sie alles in sich hinein, nur um dann im falschen Moment zu explodieren? Wissen Sie jederzeit, welche Gefühle Sie gerade hegen, oder merken Sie manchmal, dass Sie verärgert sind, wissen aber nicht genau, warum? Es bedarf einiger Übung, sich bei der eigenen emotionalen Bandbreite auszukennen, und es kann schwierig sein, anderen die eigenen Gefühle zu beschreiben, wenn man sich selbst darüber nicht im Klaren ist.

Marshall Rosenberg, ein Experte in Sachen Konfliktlösungen, befürwortet den Weg der so genannten *gewaltfreien Kommunikation*, bei der bei allen Interaktionen offen über Gefühle gesprochen wird. Das hilft Ihnen, durchsetzungsfähiger zu werden und sachlich zu sagen, was Sie wirklich wollen und brauchen.

Der Ausgangspunkt für eine gewaltfreie Kommunikation ist, sich bei den eigenen Gefühlen auszukennen:

✔ Denken Sie daran, wie Sie sich fühlen, wenn Ihre Bedürfnisse erfüllt werden: glücklich, voll Freude, stolz, inspiriert, motiviert, überrascht, eifrig, dankbar.

✔ Denken Sie daran, wie Sie sich fühlen, wenn Ihre Bedürfnisse nicht erfüllt werden: zornig, frustriert, verwirrt, verärgert, einsam, verbittert, enttäuscht.

Je genauer Sie benennen können, was Sie momentan fühlen, desto klarer können Sie ausdrücken, was Sie bei einer Situation brauchen, um sich selbst zu positiveren Gefühlen bewegen zu können.

 Die folgende Übung hilft Ihnen dabei, spezielle Emotionen erkennen zu können:

1. **Schreiben Sie so viele positive Emotionen auf, wie Ihnen einfallen.**

Rufen Sie sich Gelegenheiten in Erinnerung, bei denen Sie diese Gefühle gehabt haben, und beschreiben Sie Ihr damit zusammenhängendes körperliches Empfinden. Beachten Sie die Ähnlichkeiten und Unterschiede bei allen positiven Emotionen.

2. **Machen Sie das Gleiche mit den negativen Gefühlen, die Sie spüren.**

3. **Rufen Sie sich einige der angenehmen Gefühle wieder in Erinnerung, die Sie erkennen konnten, als Sie sich auf die Erinnerungen konzentrierten, die diese körperlichen Empfindungen bei Ihnen ausgelöst haben.**

    Wenn Sie sich an den Moment erinnern, als Sie »Stolz« gespürt haben, nehmen Sie wahr, wie Sie das gleiche wohlige Empfinden hervorrufen können, auch wenn Sie eben erst unangenehme Reaktionen erfahren haben. Achten Sie darauf, wie schnell Sie Änderungen in Ihrem Körper herbeiführen können, die sich direkt auf Ihre Stimmung auswirken. Machen Sie damit weiter, dies zu üben – manchmal braucht es etwas Zeit, bis Sie sich so weit eingestimmt haben, dass Sie auf diese Weise mit Ihrer Befindlichkeit umgehen können.

4. **Gehen Sie ausgerüstet mit dieser Fähigkeit durch den Tag und achten Sie auf Ihre Gefühle.**

    Wenn Ihnen jemand die Vorfahrt nimmt, wie fühlen Sie sich? Zornig? Frustriert? Es könnte Sie überraschen, wenn Sie das wahre Gefühl hinter dem auslösenden Moment erkennen und dass es sich abhängig von der Stimmung, in der Sie sich zu Beginn befanden, ändern kann.

Das Erkennen Ihrer Gefühle ist schon die halbe Miete. Und wenn Gefühle so ausgedrückt werden, dass die Botschaft klar transportiert und die Situation positiv beeinflusst wird, ist das der nächste Schritt in Richtung eines gesunden emotionalen Wohlbefindens.

Denken Sie an Ihre letzte hitzige Auseinandersetzung. Haben Sie Dinge gesagt (und gehört), die verletzend und schwer zu verzeihen sind? In einer ruhigeren Stimmung erkennen Sie, dass Sie einiges des Gesagten nicht wirklich gemeint haben. Obwohl es gut tut, sich Luft zu machen, ist es selten hilfreich, wenn eine Situation durch starke Gefühle auch noch dramatisch verschärft wird.

Achten Sie auf Ihre wirklichen Bedürfnisse

Vielleicht fühlen Sie sich in einer Beziehung vernachlässigt oder frustriert. Entscheiden Sie sich dafür, Ihr Befinden so auszudrücken, dass Sie die Gründe für Ihre Gefühle möglichst genau beschreiben, ohne zu einer pauschalen Anschuldigung wie »Du hast nie Zeit für mich« zu greifen. Helfen Sie Ihrem Gegenüber, indem Sie verdeutlichen, was er oder sie machen kann, um die Angelegenheit zu bereinigen.

Sich aus einem Zustand befreien

Emotionen setzen chemische Stoffe in Ihrem Körper frei, die sich direkt auf Ihren körperlichen Zustand auswirken. Sorgen und Angst können Symptome wie ausgetrocknete Kehle, feuchte Handflächen sowie Schwindel und Übelkeit hervorrufen. So wie Sie Ihren Körper beeinflussen können, indem Sie sich »andere Gedanken machen« (siehe vorigen Abschnitt), können Sie Ihren emotionalen Zustand durch Änderungen Ihres körperlichen Zustands verändern. Hier einige Vorschläge:

✔ *Denken* Sie Ihre positiven Bekräftigungen nicht nur – suchen Sie sich einen ungestörten Ort und schreien Sie sie lauthals heraus.

Gehen Sie mit Ihrem Körper mit und legen Sie los! Erst fühlt sich das vielleicht blöd an, aber hinterher fühlen Sie sich besser. Wenn Sie bei diesem Gedanken das kalte Grausen kriegen, können Sie Ihre Bekräftigungen auch aufschreiben und sie dorthin hängen, wo Sie sie regelmäßig sehen – das ist ebenfalls wirksam.

✔ **Tun Sie so, »als ob«.**

Wenn Sie sich innerlich angespannt fühlen, spannt sich auch Ihr Körper an. Atmen Sie tief und langsam, füllen Sie Ihren Brustkorb, machen Sie sich groß und halten Sie Ihren Kopf aufrecht, als wären Sie die selbstsicherste Person auf Erden. Sie spüren, wie der Sauerstoff in Ihren Adern kreist, und werden auch merken, wie die Spannung Ihren Körper verlässt.

✔ **Machen Sie einen kurzen Spaziergang oder joggen Sie, wenn Sie können.**

Fünf Minuten können schon reichen, um Ihren körperlichen Zustand zu verändern. Noch besser ist es, wenn Sie eine Runde zu flotter Musik tanzen.

✔ **Lachen Sie aus vollem Hals über einen Witz oder eine lustige Sendung.**

Lachen verändert nicht nur Ihre körperliche Befindlichkeit, sondern der Humor wirkt sich auch direkt auf das Gehirn aus und verändert Ihren mentalen Zustand.

Teil III

Ihr Leben überprüfen und ändern

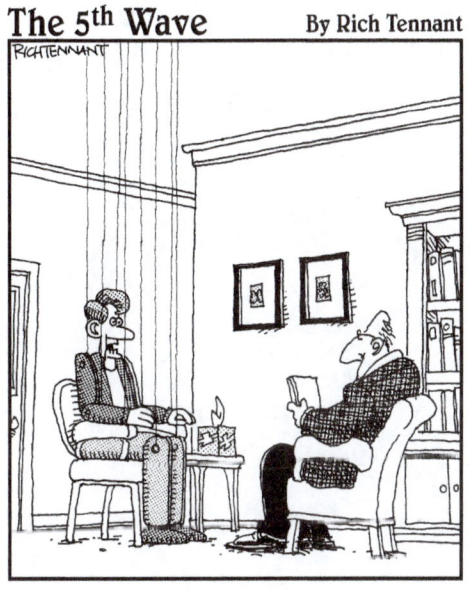

»Ich bin es leid, dass andere die Fäden ziehen.«

Was heißt es, sein Leben radikal zu verändern? Hier erfahren Sie, wie Sie sich selbst die Frage stellen, ob es drastischer Veränderungen bedarf, um Sie ausgeglichen und glücklich zu machen, und wie Sie diese Umbrüche herbeiführen und bewältigen, um Ihr Leben ins Lot zu bringen.

Bedarf an radikalen Änderungen erkennen

In diesem Kapitel

✔ Die verschiedenen Lebensphasen

✔ Wann Änderungen im Leben nötig sind

✔ Entscheidungen treffen

Sie treffen täglich Entscheidungen, die Ihr Leben verändern und manche sind bedeutender als andere.

Manchen Entscheidungen, wie zum Beispiel Kinder zu kriegen, den Karriereweg zu ändern oder ins Ausland zu gehen, sieht man schon an, dass sie sowohl *groß* als auch *wichtig* sind. Diese Entscheidungen verändern Ihr Leben und erfordern in allen Phasen des Entschlusses einen Großteil Ihrer Energien.

Vielleicht lehnen Sie solche Entscheidungen ab, kämpfen dagegen an und sind wie gelähmt von widersprüchlichen Gefühlen, und das kommt einem dann wie eine Ewigkeit vor. Schließlich kommen Sie zu dem Punkt, an dem Sie sich selbst sagen: »Das reicht, nun ist es genug – der Zeitpunkt ist jetzt da!« Und Sie wagen den Sprung ins relativ Ungewisse, komme, was da wolle!

Dieses und das folgende Kapitel helfen Ihnen, den Sprung sicherer und kontrollierter wagen zu können. Sie erfahren, wie Sie folgenschwere Entscheidungen treffen und gleichzeitig den größtmöglichen Nutzen haben sowie den Schmerz über das minimieren, was Sie bei diesem Vorgang unweigerlich loslassen müssen.

Lebensphasen und die Bereitschaft zur Änderung

Wussten Sie schon, dass eine »Midlife-Crisis« in jedem Alter geschehen kann? Es ist eine allgemein verbreitete Fehlannahme, dass große Veränderungen nur um den 40. Geburtstag herum passieren.

 Sie erfahren wenigstens drei bis vier Mal in Ihrem Leben eine solche Phase des Umbruchs (siehe Tabelle 7.1). Bei Ihnen geschehen die jeweiligen Umbruchzeiträume natürlich in den Ihnen ganz eigenen Altersstufen, doch man kann schon bei vielen verschiedenen Lebenswegen ähnliche Trends erkennen.

Wenn Sie darüber Bescheid wissen, dass Sie sich von einer Phase des Umbruchs in eine stabile Phase bewegen, ist das bereits für das Verständnis hilfreich, warum manche Phasen Ihres Lebens chaotisch erscheinen, während andere ganz glatt verlaufen.

Werfen Sie mal einen Blick auf die folgende Tabelle 7.1. Hier können Sie leicht ablesen, in welcher Phase Ihres Lebens Sie sich momentan befinden.

Alter	Phase
von etwa 15, 16 bis Anfang 20 (Umbruch)	**Sich als Erwachsener finden** Sie lernen, sich als junger Erwachsener zu erkennen, gehen Freundschaften und Liebesbeziehungen ein, probieren sich aus, überlegen sich, welche Arbeit für Sie am besten ist.
Mitte bis Ende 20 (Stabil)	**Sich für einen Weg entscheiden** Sie werden wahrscheinlich sowohl für Ihren Arbeitsbereich als auch bei Freunden und Partnern Entscheidungen treffen.

Alter	Phase
Ende 20 bis Anfang 30 (Umbruch)	**Möglichkeiten erforschen** Sie klären Ihre früheren Entscheidungen weiter oder passen sie an. Vielleicht ändern Sie die Ausrichtung der Karriere oder gehen neue Beziehungen ein. Möglicherweise ziehen Sie Heirat oder Elternschaft in Betracht.
Mitte 30 bis 40 (Stabil)	**Sich niederlassen** Sie haben sich vielleicht (erneut) gebunden oder neue Möglichkeiten gewählt und gehen wieder in der Geschäftigkeit Ihres Lebens auf.
Anfang bis Mitte 40 (Umbruch)	**Sich hinterfragen (Midlife-Crisis)** Dieser Meilenstein ähnelt dem bei Ihrem Übergang ins Erwachsenenleben und Sie hinterfragen erneut, wer Sie geworden sind und was Sie wirklich von der nächsten Phase Ihres Lebens wollen.
Ende 40 bis Anfang 50 (Stabil)	**Sich erneuern** Sie haben womöglich einige wesentliche Änderungen vorgenommen und erfahren, wie Sie sich entfalten und entwickeln. Sie erkennen wahrscheinlich, dass sich einige Ihrer Werte verändern, während Sie sich darüber klarer werden, was für Sie wichtig ist.
Anfang bis Mitte 50 (Umbruch)	**Möglichkeiten erforschen** Sie werden in diesem Umbruchstadium wahrscheinlich mit einem gefestigteren Gefühl für Ihr Selbst ankommen und sich überlegen, welches die absolut wichtigen Bereiche für den Rest Ihres Lebens sein sollen. Vielleicht erwägen Sie eine zweite Karriere oder überlegen, wie Sie Ihren Ruhestand gestalten.
Mitte 50 und aufwärts (Stabil)	**Schwerpunkt liegt auf Sinn, Zweck und Erbe** Sie wissen nun wohl mehr über Sinn und Zweck Ihres Lebens, finden eine neue Berufung oder sind darauf bedacht, eine Hinterlassenschaft in irgendeiner Form weiterzugeben.

Tabelle 7.1: Verbreitete stabile und Umbruchphasen des Lebens

> ### *Phasen sind nicht in Stein gemeißelt*
>
> Diese Phasen gelten nicht für alle gleich und gleichermaßen. Vielleicht sausen Sie in ein paar Jahrzehnten durch diese Phasen oder merken, dass Sie mit 50 immer noch auf der Suche nach Stabilität sind. Es hängt sehr viel von den Entscheidungen ab, die Sie in Ihrem Leben treffen, und den Erfahrungen, die Sie formen und voranbringen.

Zeiten des Umbruchs können für Sie sehr aufwühlend, chaotisch und verwirrend sein, wenn Sie sich mit jemandem vergleichen, der sich bereits durch verschiedene Phasen bewegt hat und von daher an diese Art Achterbahnfahrt gewöhnt ist. Wenn Sie andererseits in den Vierzigern sind und sich seit 15 Jahren im Umbruch fühlen, könnte Sie der Gedanke in Angst und Schrecken versetzen, dass Sie nie das Leben finden, das Sie eigentlich wollen.

Es ist ein guter Ausgangspunkt, wenn Sie akzeptieren, wo Sie sind, warum Sie genau da sind und welche Gefühle Sie dabei haben, damit Sie zu den unausweichlichen großen, lebensverändernden Entscheidungen übergehen können, die Sie zu Ihrer nächsten Phase bringen.

 Folgende Übung kann Ihnen helfen zu erkennen, in welcher Phase des Lebens Sie sich befinden.

1. **Nehmen Sie sich ein Blatt Papier, mindestens Größe DIN A4, je größer, desto besser.**

2. **Zeichnen Sie in der Mitte der Seite eine horizontale Linie ein.**

   Das ist Ihre persönliche Lebenslinie.

3. **Rufen Sie sich die großen Ereignisse Ihres Lebens ins Gedächtnis und zeichnen Sie eine Linie, wobei die Zeiträume des Umbruchs einen »Berg« darstellen und die eher stabileren Phasen ein »Tal«.**

Wenn Sie mögen, können Sie Ihr Alter dort eintragen, wo diese Umbrucherfahrungen geschehen sind (die recht positiv oder auch sehr traumatisch sein können).

4. **Denken Sie über diese Höhen und Tiefen nach und betrachten Sie die wichtigsten Gefühle, die Sie erfahren haben.**

Sie können Ihre Lebenskurve mit Bildern oder lächelnden oder besorgten Gesichtern illustrieren, um auf Ihre Wahrnehmung dieser Phasen Ihres Lebens zu verweisen. Oder Sie schreiben einfach mit ein, zwei Worten auf, wie Sie sich in den einzelnen Phasen gefühlt haben (siehe Abbildung 7.1).

5. **Stellen Sie sich wichtige Fragen.**

Welche Trends haben Sie in Ihren Lebensphasen erkannt? Haben Sie bisher ein relativ stabiles Leben geführt oder ist es wie eine Achterbahnfahrt verlaufen? Was haben Sie darüber erfahren, wie Sie mit Veränderungen umgehen? Was müssen Sie darüber noch lernen? Freuen Sie sich auf die Umbrüche in Ihrem Leben? Wie lautet Ihre Vorhersage für den nächsten großen Umbruch? Wie werden Sie sich darauf vorbereiten?

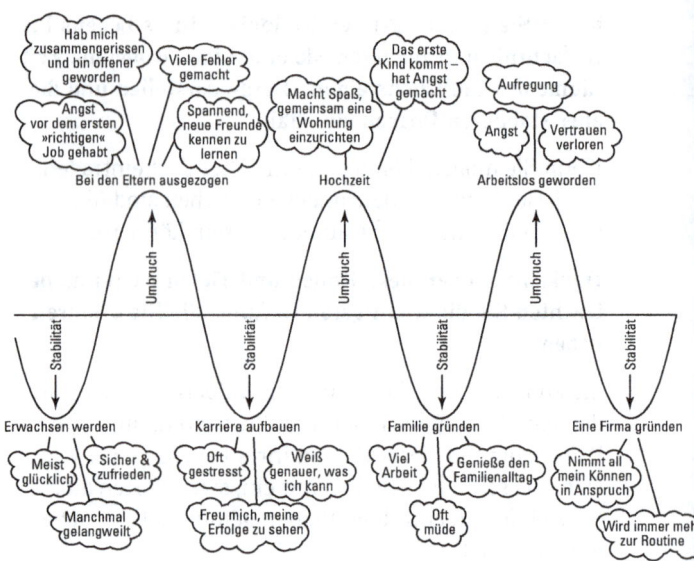

Abbildung 7.1: Eine vollständig ausgefüllte Übung zu Lebensphasen

Den Bedarf an radikalen Änderungen erkennen

Die Art der Veränderung ist anders, wenn Sie den Job wechseln, damit er zu Ihren Karriereplänen passt, oder wenn Sie hingegen erkennen, dass Ihre wahre Berufung in einem völlig anderen Bereich liegt, Ihre momentane Stelle Ihnen alle Energie raubt und Sie krank macht. Große Veränderungen geschehen oft, weil Sie spüren, dass Sie keine andere Wahl haben.

Dabei kann es um Ihren Körper gehen, um die mentale oder emotionale Gesundheit oder um die Bedrohung Ihrer zentralen Werte oder der Menschen und Dinge, die Ihnen am wichtigsten sind.

Die folgenden Abschnitte helfen Ihnen, sich Wege zu erarbeiten, wie Sie beim Prozess Ihrer Veränderung eine gewisse Ausgeglichenheit und Mäßigung bewahren können.

Schritte ins Unbekannte

Nicht jede radikale Veränderung wird durch negative Faktoren ausgelöst. Sie können im Grunde mit Ihrem Los sehr zufrieden sein und trotzdem wissen, dass große Veränderungen anstehen, um auf die nächste Stufe zu kommen:

✔ Sich für Kinder zu entscheiden

✔ Ins Ausland zu gehen

✔ Eine Auszeit bei der Arbeit zu nehmen

All das sind Beispiele für Schritte ins Unbekannte, die Angst auslösen können, aber von positiven Motivatoren angetrieben werden.

Auf Hinweise durch Ihre Emotionen achten

Sie merken oft, dass die Zeit für radikale Änderungen gekommen ist, weil Ihre Emotionen es Ihnen sagen. Wenn diese Änderung durch Schmerz ausgelöst wird, werden Sie wahrscheinlich eine oder mehrere der folgenden Emotionen spüren:

✔ Gereiztheit

✔ Verbitterung

✔ Zorn

✔ Distanziertheit oder »innere Kündigung«

Beachten Sie die Häufigkeit und Intensität dieser Gefühle und wie sehr Sie dadurch von einer Harmonie im Job, in Ihrer wichtigsten Beziehung oder anderen Aspekten Ihres Lebens abgehalten werden.

Achten Sie darauf, wenn sich Gereiztheit in Verbitterung wandelt. Dies kann im Job geschehen, wenn Sie zunehmend darüber verbittert sind, dass Sie bei Besprechungen übersehen werden, und es immer schwieriger wird, diese Gefühle loszulassen und die guten Seiten an der Beziehung zu Ihrem Chef und den Kollegen zu genießen.

Sobald Sie zornig werden, beginnen Sie, über Ihre Situation zu schimpfen und zu fluchen. Doch der eigentliche Knackpunkt ist oft eine innere Distanziertheit oder Gefühlsblockade. Wenn Sie an den Punkt gekommen sind, an dem Sie spüren, dass Ihre Aktionen zwecklos sind und nichts bewirken, geben Sie es unter Umständen völlig auf, sich in dieser Situation um irgendeine Art von Harmonie zu kümmern. Dann können Sie eigentlich nur noch schwarzsehen.

Jeder hat mal Zeiten mit extrem negativen Emotionen, doch sollten Sie sich fragen, wie häufig und für wie lange Sie verglichen mit den guten Zeiten an diesen Gefühlen leiden.

 Sie können eine das Leben verändernde Entscheidung mit größerer Sicherheit treffen, wenn Sie sich rechtzeitig darum kümmern, bevor Sie es mit Ärger und innerer Kündigung zu tun bekommen und dieser Zustand für Sie zur Norm wird. Keines dieser Gefühle ist gut für eine Entscheidungsfindung. Achten Sie auf die Art, Häufigkeit und Intensität Ihrer Emotionen und arbeiten Sie darauf hin, wieder mit Ihrer aktuellen Situation in Einklang zu kommen oder eine durchdachte Entscheidung über eine Trennung zu treffen.

Durch Ihre Emotionen bekommen Sie unterschiedliche Hinweise, ob die Veränderung darauf beruht, sich mehr in Richtung Freude oder Sinn ausrichten zu wollen. Der Gedanke, ins Ausland mit einer neuen Kultur und einem anderen Lebensstil zu gehen, kann verschiedene Gefühle hervorrufen, so zum Beispiel:

✔ Aufgeregtheit

✔ Vorfreude

✔ Hoffnung

✔ Leidenschaft

Obwohl es sich dabei um positive Emotionen handelt, werden sie oft von Befürchtungen und Angst begleitet, den Umbruch zu wagen. Auch wenn die starken positiven Emotionen Sie oft durch die Veränderungen tragen können, sollten Sie auf Ihren inneren Kritiker achten, ob er Ihnen nicht Angst und Zweifel einredet, indem er Ihnen zuflüstert, Sie seien der Herausforderung vielleicht noch nicht gewachsen.

Ganz Sie selbst werden

In Ihrem Leben übernehmen Sie verschiedene Rollen: Arbeitnehmer, Eltern, Kind, Freund und Nachbar. Die Menschen sehen in Ihnen verschiedene Qualitäten, abhängig davon, welche Seite Sie zeigen wollen, wenn Sie mit ihnen zusammen sind. Vielleicht meinen Sie sogar, dass manche Ihrer Rollen eine bestimmte Verhaltensweise erfordert.

Manchmal besteht die radikalste Veränderung in Ihrem Leben, dass Sie beschließen, ganz authentisch zu sein. Das soll nicht heißen, dass bestimmte Menschen und Situationen nicht unterschiedliche Aspekte Ihres wahren Selbst hervorrufen können, doch es bedeutet, dass Sie Ihre Werte ehrlich und unverhohlen leben.

Wie weit sind Sie von Ihrem wahren Selbst entfernt und wie sehr lassen Sie Ihre zentralen Werte leiden? Der Balanceakt Ihres Lebens kann bedeuten, dass Sie mit einem bestimmten Anteil an Kompromissen leben müssen – vielleicht ist Ihr Job nicht gerade die große geistige Herausforderung, doch mit dem dabei verdienten Geld können Sie sich um Ihre Sicherheit kümmern, die für Sie zu bestimmten Zeitpunkten des Lebens vielleicht eine höhere Priorität hat. Doch zu anderen Zeitpunkten könnten Sie das Gefühl haben, Ihren eigenen Ansprüchen nicht zu genügen.

Die beste aller möglichen Entscheidungen treffen

Sie sind nun zu dem Schluss gekommen, dass die Zeit für radikale Veränderungen gekommen ist. Vielleicht haben Sie beschlossen, dass sich bei einer ungesunden oder schmerzvollen Beziehung oder einem Job, der Sie den letzten Nerv kostet, etwas ändern muss. Sie wissen, dass Sie handeln müssen – bald und grundlegend. Welche Möglichkeiten haben Sie? Betrachten Sie zuerst das Pro und Contra Ihrer Entscheidung aus dem Blickwinkel des Problems.

Reparatur

Eine schlechte Situation zu reparieren, hat für Sie große Vorteile. Erstens wird dadurch Ihr Problem gelöst und zweitens können Sie unter Umständen Ihr Selbstwertgefühl steigern. Sie werden zum Helden Ihres eigenen Lebens, der alle Reserven an Stärke und Talent zusammensammelt und mit findigen Lösungen Ihre Welt rettet.

Doch Sie könnten auch an den Punkt kommen, bei dem Reparaturversuche eher ein Zeichen für Sturheit oder gar mangelndes Selbstbewusstsein sind anstatt für Klugheit. Ein extremes Beispiel dafür ist, wenn Sie in einer schlechten Beziehung bleiben, bei der sich trotz all Ihrer Mühen nichts verändert.

Stellen Sie sich folgende wichtige und positive Fragen zum Thema Behebung einer schlechten Situation:

✔ Wie würde mein Leben sein? Wenn über Nacht ein Wunder geschehen würde, wie würde die Situation aussehen?

✔ Was würde ich erreichen und was müsste ich opfern?

✔ Welche Auswirkungen hätte diese Reparatur auf mein restliches Leben?

✔ Welche Unterstützung brauche ich?

✔ Womit kann ich anfangen und wie kann ich mein Engagement aufrechterhalten?

Flucht

Die Flucht vor einer unangenehmen Situation erscheint manchmal als einzige machbare Möglichkeit und ist oft eine sehr quälende Entscheidung.

Wenn Sie in einer schlechten Beziehung leben, sich vergeblich um Besserung bemüht haben, doch den Gedanken nicht ertragen, Schluss zu machen, neigen Sie dazu, den Auslöser der Veränderung in einer anderen Person zu suchen. So überlegen Sie vielleicht, eine Affäre anzufangen, oder machen es auch tatsächlich, und das wird dann zur Begründung, die schlechte Beziehung zu beenden, ohne dass die zugrunde liegenden Probleme gelöst werden.

 Natürlich verlieben sich Menschen ineinander und beschließen deshalb, bestehende Beziehungen zu beenden; das ist eine bittersüße Tatsache des Lebens.

Doch sich in die richtige Person zu verlieben, ist leichter, wenn Sie vorher herausfinden konnten, was schiefgegangen ist.

 Stellen Sie sich folgende wirksamen und positiven Fragen zum Thema Flucht aus einer schlechten Situation:

- ✔ Wovor fliehe ich?

- ✔ Was nutze ich als Ablenkung, um mich dem wahren Thema nicht zu stellen?

- ✔ Welche Auswirkungen hat diese Entscheidung auf mein Selbstwertgefühl?

- ✔ Wie wäre es, wenn ich mich aus dieser Situation befreien?

- ✔ Welche Überzeugungen von mir führen mich dazu, gegenwärtig den Weg des geringsten Widerstands zu gehen?

- ✔ Was kann ich aus dieser schlechten Situation lernen?

Kraft aufbauen

Oft besteht die konstruktivste Entscheidungsfindung darin, den Blick vom Problem abzuwenden und die Punkte zusammenzustellen, die für Sie in Ihrer aktuellen Situation funktionieren, und das als Ausgangspunkt für größere Veränderungen zu nehmen. Denken Sie an größere Veränderungen, etwa sich selbstständig zu machen, dann könnte ein Frage-Antwort-Spiel mit Ihnen selbst zum Beispiel wie folgt lauten:

F: Was ist an meiner aktuellen Situation so gut, dass ich es bewahren will?

A: Ich habe finanzielle Sicherheit, habe sehr gute Beziehungen zu Kollegen und feste Arbeitszeiten.

F: Wie sieht mein Traum von meinem Arbeitsleben aus?

A: Mehr Freiheit und Unabhängigkeit zu bekommen. Ich will mehr eigene Entscheidungen treffen können, entscheiden, wie ich mein Budget ausgebe, und meine Kreativität auf neuen Märkten entwickeln.

F: Wie kann ich ein neues Arbeitsleben gestalten und das Beste aus beiden Welten kombinieren?

A: Wenn ich jetzt anfange, potenzielle Geschäftspartner zu akquirieren, bin ich in etwa einem Jahr, wenn ich meine aktuelle Stelle kündigen will, so weit, dass ich Gewinne mache. Ich kann damit beginnen, in meiner Freizeit Ideen für Produkte und Dienstleistungen zu entwickeln, und das wird mir helfen, meinen Lernbedarf auf dem neuen Markt zu erkennen. Wenn ich in den nächsten sechs Monaten auf eine Stundenreduzierung hinarbeite, werde ich mehr Zeit haben, diese Anfänge zu festigen, damit ich finanziell und persönlich eine solide Grundlage habe.

Loslassen und Neues integrieren

Große Veränderungen können in jeder Phase Ihres Lebens geschehen, entweder aus eigenem Antrieb oder durch äußere, im Allgemeinen nicht steuerbare Faktoren wie Arbeitslosigkeit oder Trauerfälle. Vielleicht haben Sie damit zu tun, weil eine andere Person in ihrem Leben große Veränderungen vornimmt. Das kann zu Trennung und Scheidung führen, und das bringt dann natürlich auch für Sie radikale Veränderungen.

 Egal ob Sie die Änderungen in Ihrem Leben selbst wählen oder sie Ihnen aufgedrängt werden, Sie müssen sich dem stellen und einen Sinn darin finden.

Fortschritte überprüfen

Wenn eine einschneidende Veränderung groß und unerreichbar zu sein scheint, können Sie Ihren stetigen Fortschritt durch die folgenden Fragen messen:

✔ Auf einer Skala von 1 bis 10: Wo bin ich jetzt in Bezug auf mein Ziel?

✔ Wodurch könnte ich mich näher in Richtung 10 bewegen?

✔ Welche positiven Eigenschaften haben mir geholfen, an den Punkt auf der Skala zu kommen, an dem ich jetzt bin?

✔ Wie kann ich diese positiven Eigenschaften ausbauen?

Veränderungen durcharbeiten

Auch wenn Ihre radikale Veränderung positiv ist und Sie sie aktiv gewählt haben, machen Sie doch einen Prozess des Abschieds durch, der den Phasen bei der Trauer gleicht. Sie verabschieden sich von einem Teil Ihres Lebens, und auch wenn Sie Erleichterung und Freude spüren, können Sie sich auch zutiefst unwohl und traurig fühlen.

Denken Sie an die folgenden Szenarien:

✔ Wibke hat gerade Gerüchte darüber gehört, dass die Firma, bei der sie beschäftigt ist, von einem Mitbewerber aufgekauft wurde, dessen Geschäftsgebaren höchst kommerziell ausgerichtet und halsabschneiderisch ist.

✔ Dieters langjährige Partnerin hat ihm gestanden, dass sie sich in jemand anderes verliebt hat und die Scheidung will.

✔ Frank überlegt sich, ob er seine Karriere als Firmenanwalt aufgeben und sich einen Abschluss in Deutsch als Fremdsprache zulegen soll, um sein lang ersehntes Ziel zu erfüllen, in Portugal zu leben und zu arbeiten.

✔ Jonas steht kurz davor, seine Kündigung als gut bezahlter Manager in einer großen Firma einzureichen, damit er eine eigene Firma aufbauen kann.

Jetzt überlegen Sie einmal, wie die einzelnen Personen mit dem Trauerprozess von Verleugnung, Zorn, emotionalem Feilschen, Trauer und Akzeptanz umgehen:

1. **Verleugnung:** Wibke ist völlig entsetzt über die Nachricht der Firmenübernahme und kann zuerst gar nicht glauben, dass das passiert sein soll. Sie denkt an all die Gründe, warum diese Nachricht nicht stimmen kann, und kann nicht akzeptieren, dass der Vorstand so für den Ausverkauf gesorgt hat.

2. **Zorn:** Nach seinem ersten Schock und einer Phase des Verleugnens ist Dieter wegen des Vertrauensbruchs wütend auf seine Partnerin. Er ist maßlos aufgebracht darüber, dass sie hinter seinem Rücken eine Affäre hat,

und findet es schwer, das auszublenden, um ruhig und klar über die Möglichkeiten zu sprechen.

3. **Feilschen:** Anfangs hat Frank sowohl gegen sein Bedürfnis, den Status zu erhalten, als auch gegen den Wunsch nach einer neuen Karriere gekämpft. Er war zornig, dass er nicht »alles« haben konnte, bevor er auf der Stufe des Feilschens angekommen war, auf der er sich über beide Möglichkeiten klar wurde. Er kommt auf die Idee, dass für ihn auf lange Sicht mal ein Abstand von der Rechtsbranche das Beste wäre, damit er sich wirklich mit aller Energie auf neue Ziele konzentrieren kann.

4. **Trauer:** Jonas ist durch die Phase der Verleugnung gegangen, ob er jemals seine eigene Firma aufmachen könnte, und hat seinen Zorn in der Form einer extremen Frustration über seine eigene Unzufriedenheit ausgelebt. Er hat auch das Feilschen kennengelernt, als er versuchte, seine wahren Möglichkeiten klar gegeneinander abzuwägen. Er spürt jetzt Trauer, dass er sich von dem Gefühl der Sicherheit verabschieden muss, das ihm lange Zeit gut gedient hat. Dass er nun seine Kündigung einreicht, fühlt sich wie ein Riesenschritt an, und er ist noch nicht bereit, sich auf die nächste Stufe zu freuen.

5. **Akzeptanz:** Alle vier kommen schließlich bei der Akzeptanz an und sind bereit, den alten Weg loszulassen, um die Möglichkeiten des neuen zu erfahren. Auch negative Folgen – Wibke wird ihren Job verlieren und Dieter wird sich scheiden lassen – sind leichter zu ertragen, weil die beteiligten Personen Änderungen und deren Folgen akzeptiert und verarbeitet haben.

Übergang auf die nächste Stufe

Nachdem Sie akzeptiert haben, dass eine große Veränderung unausweichlich ist, sich durch die Trauerphasen gearbeitet haben und nun bei der Akzeptanz angekommen sind, geht es dort bereits mit der nächsten Reise weiter. Folgende Schritte geleiten Sie durch die Zeit des Umbruchs.

1. **Beginnen Sie mit dem Abschluss oder dem Ende.**

   Akzeptieren Sie, dass diese Ära in Ihrem Leben vergangen ist. Sie distanzieren sich jetzt von der Vergangenheit, um die Zukunft begrüßen zu können. Sie sind nun wahrscheinlich erleichtert, dass Sie weitergehen können, doch vielleicht haben Sie auch Angst vor dem, was wohl kommen mag.

2. **Gleiten Sie durch Ihren Umbruch.**

   Es kann ein chaotischer Übergang von Alt nach Neu sein, während Sie mit den Konsequenzen Ihrer Entscheidungen umgehen und sie näher entdecken. Vielleicht sind Sie versucht, sehr lange in dieser Phase zu bleiben und sich mehr in Ihren Handlungsmöglichkeiten auszuprobieren, ohne den neuen Start auch wirklich anzugehen.

3. **Beginnen Sie das Neue.**

   Sie kommen an den Punkt, an dem Sie sich mit Ihrer Entscheidung sicher sind, und richten sich an Ihren neuen Zielen aus. Dies ist eine Zeit mit sehr viel Energie, Engagement und Aktion. Sie fühlen sich stark und leistungsfähig und können Ihr vergangenes Selbst, Ihre Kämpfe und Herausforderungen mit Wohlwollen betrachten.

Teil IV

Der Top-Ten-Teil

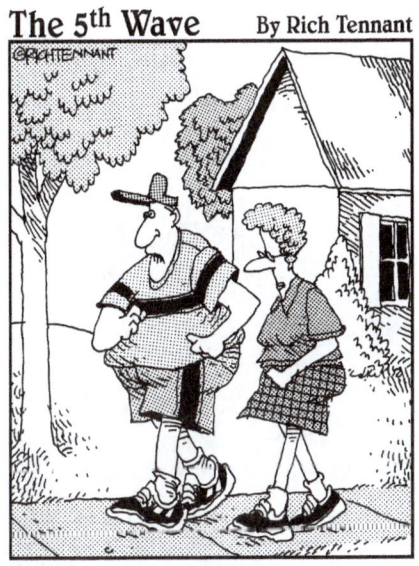

The 5th Wave — By Rich Tennant

»Wenn ich angeblich schon über den Berg sein soll, warum habe ich dann immer noch das Gefühl, als ginge es bergauf?«

In diesem Teil …

In keinem unserer vielen Bücher aus der … *für Dummies*- Reihe darf ein Top-Ten-Teil fehlen. Im letzten Kapitel finden Sie also zehn einfache und wirkungsvolle Tipps, die Ihnen helfen, Ihren Alltag ausgeglichen zu leben, sowie einige Überzeugungen, die Sie sich aneignen können, um Ihr Inneres zu beeinflussen und zu stärken.

Wenn Sie sich im Laufe Ihres Tages zehn Momente gönnen, um Ihre Energien auszubalancieren, ist das im Verhältnis zum Aufwand unglaublich effektiv. Probieren Sie die folgenden Tipps einmal aus und schauen Sie, wie sich dadurch Ihr Alltag verbessert.

Eine klare Vision haben

Nehmen Sie sich wenigstens einmal am Tag einen Moment Zeit, um sich Ihre Lebensziele vor Augen zu führen, auch wenn Sie gestresst sind. Sie können diese Reflexion als Tagträumerei oder als kreative Visualisierung bezeichnen, doch je öfter Sie sich den perfekten Tag in Erinnerung rufen, desto mehr Mut haben Sie dazu, in diese Richtung zu arbeiten. Wenn Sie es sich gönnen, Ihre ideale Zukunft zu sehen, zu hören und zu fühlen, können Sie sich besser entspannen, neu orientieren und dann wieder in das Getümmel des Alltags stürzen.

Sehen Sie mit Klarheit.

Sich durch Dankbarkeit stärken

Alle starken Emotionen haben physische Auswirkungen auf Ihren Körper, die bis zu sechs Stunden dauern können. Wenn Sie Ärger, Frustration oder Angst extrem spüren, werden die nachteiligen Effekte in Ihnen nachschwingen, lange nachdem Sie dieses Gefühl körperlich überwunden und weitergemacht haben. Alle diese unerwünschten Gefühle können zu Stress und Depressionen beitragen. Doch auch gute, starke, positive Gefühle dauern in Ihrem emotionalen Kreislauf fort. Wenn Sie sich klarmachen, wie viel Gutes es bereits in Ihrem Leben gibt, können Sie der Wirkung aller Gefühlsgifte entgegensteuern, die Sie an einem normalen Tag aufnehmen.

 Der frühe Morgen ist eine gute Zeit, um an all die Dinge zu denken, die Sie im Leben geschenkt bekommen und für die Sie dankbar sind, auch wenn es sich dabei einfach um die Wärme des Federbetts oder das sanfte Schnarchen Ihres Haustiers am Fußende Ihres Bettes handelt. Genehmigen Sie sich nachmittags noch eine weitere »Portion« Dankbarkeit, damit Sie gut durch den Rest Ihres Tages kommen.

Denken Sie mit Sorgfalt.

Eine freundliche und durchdachte Handlung durchführen

Sie verbringen berechtigterweise einen Großteil Ihrer Zeit damit, sich auf Ihre eigenen Bedürfnisse und Ziele zu konzentrieren. Wenn Sie regelmäßig irgendeinen Akt der Freundlichkeit ausführen, fügen Sie einen erstaunlich wirksamen Wohlfühlfaktor in Ihr Leben ein. Außerdem hilft es, wieder eine passende Perspektive zu bekommen.

Ihnen kommt es nicht wie ein Verlust vor, wenn Sie etwas abgeben, doch der neue Schwung in Ihrem Gang wird Ihnen auffallen. Und achten Sie darauf, wie das Gute wieder zu Ihnen zurückkommt – im Sinne von »Der Gebende gewinnt«.

Geben Sie aus Ihrer Fülle ab.

Ideen für den Wohlfühlfaktor

Ihrer Kreativität in Sachen Wohlfühlfaktor sind keine Grenzen gesetzt. Die folgende Liste soll Sie motivieren und ein paar Anregungen liefern, wo und wie Sie anfangen können:

- ✔ Lassen Sie jemandem an der Kreuzung die Vorfahrt.
- ✔ Helfen Sie im Supermarkt dem Rentner vor Ihnen beim Einpacken seiner Einkäufe.
- ✔ Loben Sie die Mitarbeiterin eines Callcenters für ihre ausgezeichneten kommunikativen Fähigkeiten.
- ✔ Bedanken Sie sich per E-Mail bei Ihrem Chef, dass er Sie bei einer schwierigen Besprechung unterstützt hat.
- ✔ Sammeln Sie auf der Straße ein Stück Abfall auf.
- ✔ Lassen Sie im Einkaufswagen für den nächsten Einkäufer eine Euromünze stecken.

Kluge Worte sammeln

Worte verfügen über die Macht, die Gedanken und das Leben zu verändern. Ihnen stehen viele kluge Weisheiten zur Verfügung, um sich zu eigenen Wahrheiten leiten zu lassen. Sammeln Sie inspirierende Zitate und Sprüche und halten Sie sie verfügbar. Sie können sich auf die Zitate beziehen und deren Weisheit in sich aufnehmen, wenn Sie das wirklich dringend brauchen.

Lesen Sie mit Weisheit.

Zwischen Aktion und Reflexion pendeln

Es kann des Guten auch zu viel sein: Wenn Sie völlig unter Strom stehen und Ihren Tag auf der Überholspur verbringen, müssen Sie regelmäßig auch wieder auf das Nachdenken umschalten, um für Ausgeglichenheit zu sorgen.

 Wenn Sie sich die Auszeit nehmen, um über eigene Erfahrungen zu reflektieren, hilft Ihnen das auch bei der Entscheidungsfindung. Wenn Sie umgekehrt Zeit damit verbringen, nachzudenken, stellt ein Umschalten auf Aktion das Gleichgewicht wieder her.

Sie können diesen Pendeleffekt sogar automatisieren, damit Sie es nicht vergessen – etwa jede Stunde können Sie sich durch Ihr Handy daran erinnern lassen, die Energie umzuschalten. Sie brauchen sich durch diesen Weckruf nicht in Ihrem Fluss stören zu lassen; sogar eine kleine Zustandsänderung kann Ihre kreativen Ströme schon aufmischen. Sie fühlen sich deutlich zentrierter, wenn Sie in diesem Wechsel durch den Tag gehen, und Sie kriegen sicher deutlich mehr geregelt.

Wechseln Sie spielend zwischen Aktion und Reaktion.

Tief durchatmen

Ganz bewusst und tief zu atmen, wirkt wie ein großer, kühler Schluck Wasser am heißesten Tag des Jahres. Tiefes Atmen belebt, beruhigt und zentriert einen sofort. Wenn Sie ab und zu mal einfach fünf Minuten auf Ihr Ein- und Ausatmen achten, können Sie sich damit wirklich gut zentrieren, vor allem wenn Sie nervös, gestresst oder ausgelaugt sind.

Suchen Sie sich ein stilles Örtchen (ja, es kann sogar die Toilette sein) und atmen Sie tief. Schenken Sie vor allem dem Ausatmen besondere Aufmerksamkeit. Sprechen Sie bei jedem Ausatmen in Gedanken das Wort »aus«. Und während Sie so atmen, stellen Sie sich vor, wie all der negative Stress nach und nach Ihren Körper verlässt, bis alles weg ist und Sie ruhig und entspannt sind.

Atmen Sie mit Bedacht.

Ein Lächeln verschenken

Lachen ist ein wunderbar ausgleichender Akt, und sogar ein einfaches Lächeln kann Spannungen verschwinden lassen und harmonische Schwingungen hervorrufen. Haben Sie schon einmal bemerkt, dass es beinahe unmöglich ist, jemanden anzulächeln, ohne ein Lächeln zur Antwort zu erhalten? Wenn die Energien der Menschen in Ihrer Umgebung also nicht so harmonisch sind, können Sie mit einem strahlenden Lächeln das Gleichgewicht wiederherstellen.

Lächeln Sie mit Leidenschaft.

Sich eine Belohnung gönnen

Ihr geschäftiger Alltag profitiert davon, wenn Sie sich gelegentlich mal spontan etwas Gutes tun. Genauso wie Sie sich Belohnungen gönnen, die mit Fortschritten bei Ihren Zielen verknüpft sind, können Sie sich regelmäßig und täglich mit einem kleinen Geschenk daran erinnern, dass auch Sie ein wenig Fürsorge verdient haben.

Seien Sie bei sich selbst.

Sich dehnen

Machen Sie jeden Morgen zwei bis fünf Minuten lang Dehnübungen, das wirkt sich positiv auf die Ausgeglichenheit Ihres Tages aus.

Stellen Sie sich aufrecht hin und strecken Sie die Arme über dem Kopf aus, wobei Sie so weit wie möglich nach oben greifen. Spüren Sie, wie Ihr Körper wie von einer starken, seidenen Kordel gerade nach oben gezogen wird. Bewahren Sie diese Haltung 20 Sekunden lang, entspannen Sie wieder und wiederholen Sie die Übung, wenn Sie mögen.

 Während Sie sich recken und strecken, achten Sie darauf, wie Ihr Körper sich kräftigt und verlängert, und erinnern Sie sich an alle großartigen Ziele, die Sie anstreben.

Packen Sie voller Energie zu.

In die Natur gehen

Ich wette, dass Sie durch das Erlebnis von Natur in gute, stressfreie Stimmung kommen. Vielleicht ist es der Geruch der Erde nach einem Regen, tiefe Atemzüge in frischer Luft oder der Blick auf eine Blume oder einen Baum. Vielleicht gehen Sie gern barfuß im Gras.

 Sie müssen keine Bäume umarmen, um mit der Natur in Kontakt zu kommen. Doch wenn Sie ein paar Minuten eine starke, große Eiche eingehend betrachten, kriegen Sie wohl einen anderen Blick auf das, was Sie im Alltag so beschäftigt.

Nehmen Sie die Schönheiten der Natur in sich auf.

> *Wenn Sie wirklich an etwas glauben, wird es geschehen, und der Glaube an diese Sache lässt sie geschehen.*
>
> *Frank Lloyd Wright*

Ansichten, die Sie über sich selbst haben, spielen eine große wichtige Rolle bei Ihrer Entwicklung und damit auf Ihrem Weg zur inneren Ausgeglichenheit. Sie können Ihre persönliche Entwicklung entweder fördern oder sie behindern. Sie können bei jeder Meinung von sich entscheiden, ob Sie diese bewahren oder ablehnen. In diesem Kapitel finden Sie wahre Aussagen über sich selbst, die Sie nutzen können, um damit alte, nicht hilfreiche Überzeugungen zu ersetzen, zum Beispiel »Ich bin faul« oder »Mir gelingt nie etwas«. So können Sie Ihre Überzeugungen positiv beeinflussen.

 Zuerst mag es schwer für Sie sein, neue Ansichten über sich anzunehmen, doch wenn Sie durchhalten, werden sie für Sie wahr.

Sie sind einzigartig

Was vor uns und was hinter uns liegt, ist nichts im Vergleich zu dem, was in uns liegt. Und wenn wir das, was in uns liegt, nach außen in die Welt tragen, geschehen Wunder.

Henry David Thoreau

Selbst wenn Sie einen eineiigen Zwilling hätten – niemand auf der Welt ist genau wie Sie. Niemand ist jemals völlig so wie Sie gewesen, und es wird auch niemals eine solche Person geben. Das bedeutet nicht, dass Sie »besonderer« sind als alle anderen. Es bedeutet, dass niemand wissen kann, worin Ihr Potenzial liegt, bis *Sie* es erkennen.

Es ist nie zu spät, die eigene Einzigartigkeit zu erkennen.

Die Geschichte ist voller Menschen, die das in ihrem Leben erst ganz spät entdeckt haben und dann berühmt geworden sind – nehmen Sie zum Beispiel die amerikanische Künstlerin Grandma Moses, die erst im Alter von 75 mit dem Malen begann und nach ihrer ersten Ausstellung in New York berühmt wurde, zu dem Zeitpunkt war sie 80 Jahre alt. Oder die Schriftstellerin Mary Wesley, die erst mit über 70 ihren ersten Roman geschrieben hat, dann zehn weitere verfasste und für ihr literarisches Werk den Orden des Britischen Empire erhielt.

Größe muss nicht Reichtum und Ruhm bedeuten – Größe besteht oft darin, einfach das Beste aus sich selbst zu machen, ein stilles Vorbild dafür, das eigene Leben zu leben.

Ihr ganzes Leben ist ein Lernprozess

Ich habe gelernt, dass man nicht gleichzeitig alles haben und alles machen kann.

Oprah Winfrey

Wie oft haben Sie schon Leute sagen hören: »Mein Leben wäre großartig, wenn ich bloß diesen Job kriegen würde ... oder einen Partner finden würde ... oder mir längeren Urlaub leisten könnte ... oder ... oder ... oder«?

Wenn Sie in Ihrem Leben schließlich ein bisher schwer fassbares »fehlendes« Element erhalten, sind damit manchmal unerwartete Konsequenzen verbunden. Der neue Job bringt zusätzlichen Stress, und das beeinflusst die Zeit, die Sie vorher entspannt mit wichtigen Menschen verbracht haben. Oder Sie finden den Partner Ihres Lebens und entdecken, dass es Ihnen fehlt, mal was ganz für sich allein zu machen. Vielleicht ärgern Sie sich deshalb über sich selbst, weil es so aussieht, als seien Sie nie zufrieden und das Glück mache regelrecht einen Bogen um Sie.

 Sie können lernen, zu akzeptieren, dass dieser Ausgleichsakt eine Funktion des Lebens ist. Erkennen Sie die drei Elemente, die Sie brauchen, um aus Ihrem Leben das Beste zu machen:

✔ Freude und Genuss (dass Sie die Dinge erreichen, die Sie glücklich machen)

✔ Sinn im Leben (das, was Ihrem Leben einen Zweck verleiht)

✔ Ausgeglichenheit (Frieden schließen mit dem manchmal chaotischen Prozess, der Sie ans Ziel bringt).

Sie bestimmen den eigenen Zeitplan

> *Sie werden Ihren Weg erkennen, wenn Sie auf ihn treffen,
> denn dann haben Sie plötzlich all die Energie und Fanta-
> sie, die Sie immer schon gewollt haben.*

Jenny Gillies

Vielleicht lassen Sie sich bei Ihrer Suche nach innerer Ausgeglichenheit von anderen Menschen leiten, die Ihnen den
Zeit- und Aufgabenplan vorgeben.

Legen Sie Ihre Pläne fest oder andere?

Nehmen Sie ab, weil Ihr Partner findet, das wäre
angesagt? Haben Sie sich freiwillig zu einem Füh-
rungskräfte-Seminar angemeldet oder weil Ihr Chef das gut
findet? Denken Sie, dass Sie das Rauchen aufgeben *sollten*,
weil Ihre Freunde sich darüber beschweren?

All diese Situationen sind wirkungsvolle Motivatoren
für Veränderungen, und gelegentlich mögen sie auch
einen Platz bei Ihnen haben. Doch eigentlich geht es
darum, was *Sie* in Ihrem Leben haben wollen. Sie
können nicht von ganzem Herzen von dieser Veränderung überzeugt sein, wenn der Hauptgrund dafür
eigentlich bei jemand anderem liegt, und früher oder
später wird Ihre Motivation bröckeln. Beginnen Sie
mit Ihren eigenen zentralen Wünschen und dann geben Sie all die anderen guten Gründe für Veränderungen hinzu – und Sie haben eine wirklich durchsetzungsfähige Erfolgsstrategie.

Sie sind einfallsreich

*Seien Sie bei Ihren Handlungen nicht scheu und zimper-
lich. Das ganze Leben ist ein Experiment. Je mehr Sie
experimentieren, desto besser.*

Ralph Waldo Emerson

Erinnern Sie sich noch, wie oft Sie als Kind etwas bekommen
haben, was Sie sich gewünscht hatten? Sie hatten alles, was
Sie für Ihren Erfolg brauchten: unbeirrbare Entschlossenheit,
Kreativität und Fantasie, die Flexibilität, bei Bedarf den Kurs
zu ändern, und unwiderstehliche Überredungskünste. Und
all das, bloß um noch ein wenig länger aufzubleiben oder um
ein Eis zu kriegen! Die Welt der Erwachsenen war Ihnen nicht
»gewachsen«, wenn Sie etwas wirklich haben wollten.

 All diese Fähigkeiten besitzen Sie immer noch! Und
Sie müssen keinen Wutanfall auf offener Straße in-
szenieren, um etwas zu kriegen. Versuchen Sie, diese
verschütteten Fähigkeiten wieder aufzudecken und
aufzupolieren.

Sie sind zu großen Leistungen fähig

Ändern Sie Ihre Denkweise, und Sie ändern die Welt.

Norman Vincent Peale

Waren Sie schon selbst einmal davon überrascht, wozu Sie
fähig sind? Vielleicht haben Sie eine Prüfung über ein Thema
bestanden, mit dem Sie sich wirklich abgekämpft haben, oder
an harter Konkurrenz vorbei eine Beförderung bekommen.
Vielleicht haben Sie mit einem Fitnessprogramm angefangen

und nach zwölf Wochen bemerkt, dass Sie eine halbe Stunde am Stück laufen können, obwohl Sie vorher bestenfalls einen 30-Sekunden-Sprint zum Bus durchhielten. Oder Sie haben Ihre Angst vor öffentlichen Auftritten überwunden, als Sie bei einer Hochzeitsfeier aufgestanden sind und die Trauzeugen-rede gehalten haben.

 Egal wie gut Sie sich durch das Endergebnis gefühlt haben, es reicht einfach oft schon das Gefühl, dass Sie Ihre eigenen Grenzen gesprengt haben. Sie können sich dauerhaft daran erfreuen, dass Sie etwas schaffen, was Sie vorher nicht für möglich hielten. *Ihre* Definition von »tollen Ergebnissen« ist wichtig – nicht die anderer.

Sie können die richtigen Lösungen selbst hervorbringen

> *Alle Wahrheiten sind einfach zu verstehen, nachdem sie entdeckt wurden; es geht darum, sie zu entdecken.*
>
> Galileo Galilei

Lösungen warten nur darauf, von Ihnen in sich selbst gefunden zu werden. Das liegt daran, dass niemand außer Ihnen selbst Ihr Leben führen kann. Sie sind in der Lage, Möglichkeiten zu erforschen, mit Ideen und Vorstellungen zu spielen und Lösungen auszuprobieren, bis Sie etwas Passendes gefunden haben.

Sie können tragbare Entscheidungen treffen

Wenn Sie Ihre Entscheidungen nur darauf beschränken, was möglich oder vernünftig erscheint, kappen Sie die Verbindung zu Ihrem wirklichen Wollen, und es bleibt nur ein Kompromiss übrig.

Robert Fritz

Das Gefühl, in einer Sackgasse zu stecken und keine Wahlmöglichkeiten mehr zu haben, ist eines der elendsten Gefühle überhaupt. Sie fühlen sich in einem Job gefangen, den Sie hassen, weil Sie das Gefühl haben, dass kein anderer Arbeitgeber Ihre Fähigkeiten schätzt. Das Gehalt mag ja in Ordnung sein. Aber Sie haben keine Ahnung, wie Sie sonst Ihren finanziellen Verpflichtungen nachkommen können, falls Sie Lohnkürzungen in Kauf nehmen, um die Arbeit machen zu können, die Sie wirklich gern machen, oder um sich umschulen zu lassen.

 Das sind schwierige Entscheidungen, und vielleicht sind die Vorteile nicht leicht zu erkennen, wenn Sie Ihre Sicherheit für etwas scheinbar Unsicheres aufgeben. Manchmal müssen Sie eine Wahl treffen und eine Sache, die Sie wollen, für etwas anderes aufgeben, was Sie noch mehr wollen. Sie können nicht immer alles haben. Falls Sie es schaffen, »alles« unter einen Hut zu bringen, werden Sie eigenartigerweise merken, dass das einen Preis hat, den Sie nicht zu zahlen bereit sind.

Vertrauen Sie darauf, dass Ihnen neue Möglichkeiten einfallen, die Sie unerwartet voranbringen werden. Vielleicht können Sie nach der Arbeit über einen längeren Zeitraum eine Umschulung besuchen oder Ihre tägliche Arbeitszeit vorsichtig reduzieren, um etwas Zeit herauszuschlagen, damit Sie über Ihre Möglichkeiten nachdenken und planen können. Vielleicht neigen Sie dazu, die Probleme in Ihrem Leben mit großen, tapferen Gesten zu lösen, doch die kleineren Entscheidungen sind oft die wirksameren und genauso oft die praktikabelsten.

Sie tragen die Verantwortung für Ihre Ergebnisse

> *Wir tragen nicht nur die Verantwortung für das, was wir machen, sondern auch für das, was wir nicht machen.*
>
> *Jean Baptiste Molière*

Es gibt nie eine Garantie für ein Ergebnis nach nur einem Versuch, Ihr Leben ausgeglichener zu gestalten. Vielmehr sollten Sie mit den Möglichkeiten, die Sie haben, experimentieren und spielen.

Egal wie Ihre Ergebnisse aussehen mögen, Sie erhalten auf jeden Fall mehr Erkenntnisse und Selbstbewusstheit, und das ist oft noch wichtiger und kann Sie auf die nächste Herausforderung vorbereiten.

 Ihr Weg zu innerer Ausgeglichenheit ist manchmal schwer, und vielleicht geht es Ihnen einfach nicht schnell genug. Doch solange Sie positiv handeln und die Verantwortung für die Folgen Ihrer Handlungen übernehmen, kommen Sie voran, und es wird nicht lange dauern, bis Ihre Geduld belohnt wird.

Sie vertrauen Ihren Sinnen

Sobald du dir vertraust, sobald weißt du zu leben.

Johann Wolfgang von Goethe

Die meiste Zeit nutzen Sie Ihr waches Bewusstsein, um Ihre Probleme zu durchdenken und Ihre Strategien zu entwerfen, und das funktioniert auch gut.

Dem Bauchgefühl vertrauen

Es braucht Zeit und Übung, um den eigenen Sinnen zu trauen. Fangen Sie einfach damit an, dass Sie darauf achten, was bei Ihnen und in Ihnen geschieht. So dauert es nicht lange, bis Sie Verbindungen herstellen und auf Antworten kommen, die nicht nur Ihrem rationalen Verstand entstammen, sondern auch aus den Hinweisen Ihres Körpers.

Sie willigen zum Beispiel ein, bei der Arbeit einen neuen Aufgabenbereich zu übernehmen, von dem Ihr Vorgesetzter sagt, er sei spannend und lohnend. Doch Sie haben ein ungutes Gefühl – rein aus dem Bauch heraus –, dass Ärger ins Haus steht. Achten Sie auf dieses Gefühl: Es könnte die natürliche Furcht vor einer neuen Herausforderung sein oder eine Warnung, ein wenig nachzuhaken und abzuklären, auf was Sie sich einlassen.

Sie können Ihren Horizont erweitern, indem Sie auf alle Ihre Sinne achten. Was *fühlen* Sie? Welche *Bilder* sind mit dem verknüpft, womit Sie sich gerade beschäftigen? Welche *Klänge* und *Gefühle* begleiten Ihre Gedanken über Probleme und Ziele? Alle Sinne können Ihnen auf einer eher unbewussten

Ebene Hinweise geben über die Möglichkeiten, die Sie haben, und die Handlungen, die für Sie richtig sind.

Sie sind frei von Beurteilung

Manche Leute finden Fehler, als gäbe es dafür eine Belohnung.

Zig Ziglar

Wenn Sie daran arbeiten ausgeglichener zu werden, müssen Sie Beurteilungen beiseitelassen. Ihr Weg zu innerer Ausgeglichenheit ist nicht geradlinig und auf ihm gibt es kein richtig oder falsch. Manchmal führen auch Umwege zum Ziel. Versuchen Sie die Wörte »sollte«, »könnte« und »müsste« aus Ihrem inneren Vokabular zu streichen und sich von Ihren eigenen Beurteilungen und von denen anderer Personen zu lösen. Sie haben Ihr Leben in der Hand!

Stichwortverzeichnis